—— 临床中医护理 ——

辨 | 证 | 施 | 食 | 方

选编

王玄玫　王家兰　何云长 ◎ 主编

YNK 云南科技出版社
·昆明·

图书在版编目（CIP）数据

临床中医护理辨证施食方选编 / 王玄玫，王家兰，何云长主编 . -- 昆明：云南科技出版社，2023.12
ISBN 978-7-5587-5405-0

Ⅰ . ①临… Ⅱ . ①王… ②王… ③何… Ⅲ . ①食物疗法 Ⅳ . ① R247.1

中国国家版本馆 CIP 数据核字 (2024) 第 015177 号

临床中医护理辨证施食方选编

LINCHUANG ZHONGYI HULI BIANZHENG SHI SHI FANG XUANBIAN

王玄玫　王家兰　何云长　主编

出 版 人：温　翔
策　　划：李　非
责任编辑：李凌雁　罗　璇
封面设计：长策文化
责任校对：秦永红
责任印制：蒋丽芬

书　　号：ISBN 978-7-5587-5405-0
印　　刷：云南出版印刷集团有限责任公司国方分公司
开　　本：787mm×1092mm　1/16
印　　张：14.75
字　　数：314 千字
版　　次：2024 年 1 月第 1 版
印　　次：2024 年 1 月第 1 次印刷
定　　价：68.00 元

出版发行：云南科技出版社
地　　址：昆明市环城西路 609 号
电　　话：0871-64190973

编 委 会

主　编：王玄玫　王家兰　何云长

副主编：杨丽霞　赵　英　杨　茜　王小英

编　委：（按姓氏笔画排名）

王丽春　那玲丽　李　秀　李亚萍　杨福梅　吴晓兰

何蔚楹　张　敏　张　婕　张瑞兰　明红敏　周　丽

赵秀琼　贺　荣　夏　蕊　徐莉霞　董　黎

序

护理工作是医疗服务的重要组成部分，是确保医疗安全和质量的重要保障，是密切医患关系的重要抓手，是让患者和家属满意的重要举措。常言道"三分治疗，七分护理"，这充分体现了护理工作在疾病治疗康复过程中的重要性。南丁格尔说："护士工作的对象不是冷冰冰的石头、木头和纸片，而是具有热血和生命的人类。"护理工作是精细艺术中之最精细者，其中有一个原因就是"护士必须具有一颗同情的心和一双愿意工作的手"。

中医护理工作的内涵十分丰富，其中，饮食调护十分重要。饮食五味是维持人体生命活动的物质基础，饮食五味调和，则五脏精气充盛，全身都得到濡养，脏腑阴阳调和，从而骨骼强壮，发育正常，筋脉柔和，气血流畅，腠理致密，身体健康。正如《素问·生气通天论》中所云"阴之所生，本在五味""谨和五味，长有天命"；《素问·阴阳应象大论》中所云"味归形，形归气，气归精，精归化，精食气，形食味，化生精，气生形"。在疾病治疗、康复以及预防中，通过饮食调护可有效促进康复和预防疾病发生。《内经》有"五谷为养，五畜为益，五果为助，五菜为充"之高论，《素问·阴阳应象大论》曰："味伤形，气伤精，精化为气，气伤于味。阴味出下窍，阳气出上窍。味厚者为阴，薄为阴之阳；气厚者为阳，薄为阳之阴。味厚则泄，薄则通。气薄则发泄，厚则发热。壮火之气衰，少火之气壮。壮火食气，气食少火。壮火散气，少火生气。气味辛甘发散为阳，酸苦涌泄为阴。"《通鉴外纪》称"民有疾病，未知药石，炎帝始味草木之滋，尝一日而遇七十毒"。这些都生动地记载了饮食与医药起源的关系，即"食药同源""食医同源"，选用食药同源之中药，在中医药理法方药理论指导下灵活运用，可以取得事半功倍之效。宋朝时，广州府通判杨立之好食一种名叫鹧鸪的鸟，一次他突患咽痛并生疮红肿，溃破化脓，先后看了多个医生，都认为是热毒所致喉痛而用大剂量的苦寒清热解毒药，均无效。于是请名医杨吉老诊治，杨吉老仔细询问察病后说："这病很特殊，但治疗并不困难，要先吃生姜一斤，再看是否还需要服药，若非如此，恐治不好。"几天后杨立之痊愈，大喜之下，到杨吉老府上，既表酬谢又询问其中原委以解困惑。杨吉老解释说："你在南方做官，平时喜食鹧鸪，此鸟好吃半夏，时间长了必定中毒，侵入咽喉，故发此病。生姜专解半夏之毒，故用生姜治疗才对症。如今毒已被清除，不用再吃别的药了。"由此可见，饮食调护大显神威。

云南省中医药学会副会长

大理白族自治州中医医院院长　　何云长

2023年4月

前　言

　　2013—2015年，国家中医药管理局陆续颁发了"52个病种中医护理方案"（以下简称"方案"），并在全国中医医疗机构推广、实施，用于指导中医临床护理工作的开展，并推动中医医院特色优势的发挥。

　　由于多数护理人员没有系统学习过中医理论，中医护理知识的掌握缺乏系统性，致使在运用"方案"指导临床护理工作时存在一定的局限性。在"方案"的饮食指导方面，"方案"提出了疾病的辨证施食原则，列举了常用的食品和食疗方及饮食禁忌，但食疗方制作方法和内容不详细，护士在运用其指导患者时，没有具体的指导内容，仅停留在饮食清淡、饮食细软易消化和辨证施食原则等形式化的指导层面，健康指导显得空洞无力，临床辨证施食护理难以落实到位，不能发挥出中医辨证饮食调护应有的作用。

　　为解决这一问题，编者从临床护理角度出发，根据《中医药膳学》《中医食疗学》《中医养生学》等书籍，对"方案"中52个病种的辨证施食方进行选编，让护士可以依据本书辨证选取食药方指导患者，正确选取食材、制作并食用，真正起到饮食疗疾、增进康复的作用。

　　本书分总论、各论两个部分。总论论述了中医饮食调护的原则及相关理论、食疗方的制作等基础知识。各论对"方案"的52个病种从疾病概述、辨证施食两个部分进行阐述。每个病种中的各个证型从证候要点、食药调护原则、常用食药方、禁忌食药四个方面进行编写，每个证型大多列举了2~5个食药（疗）方。食疗方绝大部分为古籍原方，自组方为"52个病种中医护理

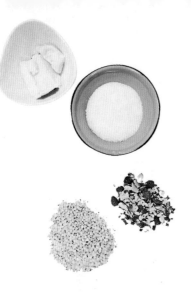

"方案"辨证饮食指导中列举的食疗方,其组方部分由编委会根据日常生活食谱进行制定,部分是在互联网查询后确定的组方及制作方法,并请中医医师进行审定后形成。全书共收集食疗方五百余个,其中包括部分临床经典食疗方剂,涉及大部分常用的食材和药材。绝大部分食疗方将组方食材及成品图片进行了展示,所有图片均为编者在制作时拍摄采集的原图,对临床护理人员具有较大的指导和帮助意义,为临床护士应用中医护理辨证施食的参考书籍和业务指导用书。

本书中,同一个食疗方会出现在不同疾病的护理方案证型中,遵循的是同病异护、异病同护的原则。从辨证施食的角度出发,只要不违背辨证食疗原则,临床各科护理人员均可根据辨证加以采用。由于本书篇幅有限,具有相同功效的不同食疗方还有很多,不能一一罗列。再由于编者水平所限,本书不足及不妥之处在所难免,敬请读者给予批评指正。

编委会
2023年4月28日

目　录

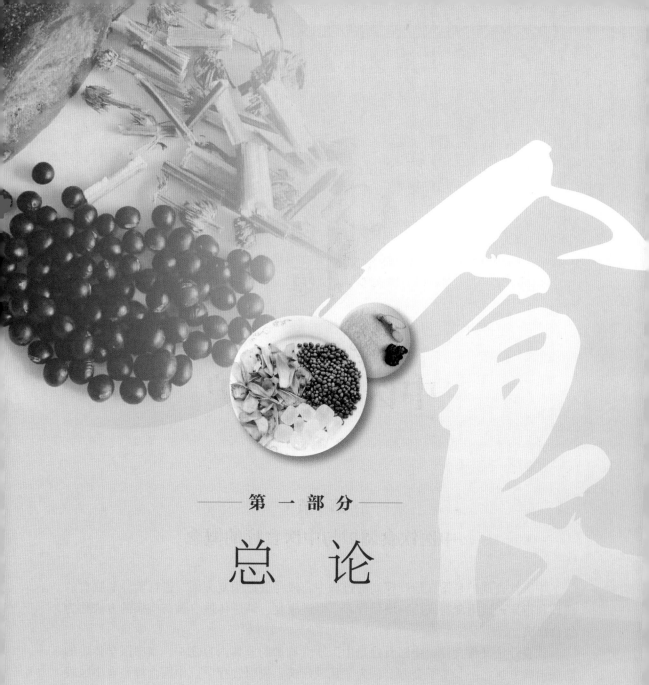

——第 一 部 分——

总 论

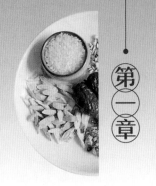

第一章

中医饮食调护

———·第一节·———

中医饮食调护与中医食疗的概念

　　中医饮食调护是指在治疗疾病的过程中，或是促进康复方面，进行营养和膳食的调理和指导，运用食物或药物增强营养、促进康复、调理体质、预防疾病的方法称为饮食疗法。

　　饮食疗法又称食疗，中医食疗是中医饮食调护的重要内容之一，是中医学传统的防病治病方法之一。《千金方》认为"凡欲疗疾，先以食疗"。中医食疗是在中医理论的指导下，以整体观念、辨证施食为原则，利用食物的不同特性调整人体的脏腑功能，从而改善人体机能。该法兼具食药同源和五行养生的独特优势，可防止阴阳不平衡的体质发展为亚健康状态，体现了"治未病"的思想。

———·第二节·———

食药同源的概念

　　中医学认为，"药食同源""食药同源""药食通用"，是说食物即药物，药物即食物，二者是相同、相通的。

　　所谓食药同源，包含有两个方面的含义。一方面，食物本身可以属于药物的一部分。但食物和药物不同，食物虽有一定的治疗作用，但其治疗功能有限，往往只能起辅助作用。药物可以治病，但不能长期应用，而食物则可以经常食用。此外，药物总有不良反应，食物则与之不同。另一方面，食物和中药一样，也有四气、五味的不同，也可以按照寒热温凉的不同，辨证食用。比如梨可以止咳，患感冒咳嗽时用梨和冰糖炖服，可以止咳化痰。但其对风热、肺燥的咳嗽有效，对因受寒而引起的咳嗽效差，如果使用不当反而会延长病程。因此，要有效地运用食疗、药膳来进行调护，应遵循中医理论和中药的药性理论。中药是指在中医辨证施治理论指导下用以预防和治疗疾病的一部分天然药物及其加工品，包括植物药、动物药和矿物药等，其中以植物药为多。食物是给人们提供养分、满足心理需求的自然界的一种物质。食物同样来源于自然界的动物、植物及部分矿物质，因此，食物和中药的来源是相同的。用来治病的称为药物，用以果腹的称为食物。其中大部分食物，既有药物治病的作用，又有食物果腹的功能，因此叫作食药两用、食药通用。由于它们都有治病功能，所以食物和药物的界限不是特别清楚，如橘子、粳米、赤小豆、龙眼肉、山楂、乌梅、核桃、杏仁、饴糖、花椒、小茴香、桂皮、砂仁、南瓜子、蜂蜜等，它们既属于中药，有良好的治病疗效，又是经常食用的富有营养的可口食物。

　　中药学专著《神农本草经》《本草纲目》，都把食物包含在药物书中，在中医典籍中，也有大量的食疗和药膳方。中医饮食疗法经过长期的实践运用取得较好的治疗、调养效果，有的食疗方成了经典的食疗方剂而广为民众日常食用，如当归生姜羊肉汤用于气血不足、病后虚弱的调养等。

—— ·第三节· ——

常用的食药

　　国家卫生健康委员会对食药同源的食物、可用于食疗的食物和禁用的食物作出了具体规定。

一、既是食物又是药物

　　丁香、八角茴香、刀豆、小茴香、小蓟、山药、山楂、马齿苋、乌梢蛇、乌梅、木瓜、火麻仁、代代花、玉竹、甘草、白芷、白果、白扁豆、白扁豆花、龙眼肉（桂圆）、决明子、百合、肉豆蔻、肉桂、余甘子、佛手、杏仁（甜、苦）、沙棘、牡蛎、芡实、花椒、赤小豆、阿胶、鸡内金、麦芽、昆布、枣（大枣、酸枣、黑枣）、罗汉果、郁李仁、金银花、青果、鱼腥草、姜（生姜、干姜）、枳椇子、枸杞子、栀子、砂仁、胖大海、茯苓、香橼、香薷、桃仁、桑叶、桑椹、橘红、桔梗、益智仁、荷叶、莱菔子、莲子、高良姜、淡竹叶、淡豆豉、菊花、菊苣、黄芥子、黄精、紫苏、紫苏籽、葛根、黑芝麻、黑胡椒、槐米、槐花、蒲公英、蜂蜜、榧子、酸枣仁、鲜白茅根（或干白茅）、鲜芦根、蝮蛇、橘皮、薄荷、薏苡仁、薤白、覆盆子、藿香。

二、可用于食疗的药物

人参、人参叶、人参果、三七、土茯苓、大蓟、女贞子、山茱萸、川牛膝、川贝母、川芎、马鹿胎、马鹿茸、马鹿骨、丹参、五加皮、五味子、升麻、天门冬、天麻、太子参、巴戟天、木香、木贼、牛蒡子、牛蒡根、车前子、车前草、北沙参、平贝母、玄参、生地黄、生何首乌、白及、白术、白芍、白豆蔻、石决明、石斛（需提供可使用证明）、地骨皮、当归、竹茹、红花、红景天、西洋参、吴茱萸、怀牛膝、杜仲、杜仲叶、沙苑子、牡丹皮、芦荟、苍术、补骨脂、诃子、赤芍、远志、麦门冬、龟甲、佩兰、侧柏叶、制大黄、制何首乌、刺五加、刺玫果、泽兰、泽泻、玫瑰花、玫瑰茄、知母、罗布麻、苦丁茶、金荞麦、金樱子、青皮、厚朴、厚朴花、姜黄、枳壳、枳实、柏子仁、珍珠、绞股蓝、胡芦巴、茜草、荜拔、韭菜子、首乌藤、香附、骨碎补、党参、桑白皮、桑枝、浙贝母、益母草、积雪草、淫羊藿、菟丝子、野菊花、银杏叶、黄芪、贝母、番泻叶、蛤蚧、越橘、槐实、蒲黄、蒺藜、蜂胶、酸角、墨旱莲、熟大黄、熟地黄、鳖甲。

三、禁用食药

八角莲、八里麻、千金子、土青木香、山莨菪、川乌、广防己、马桑叶、马钱子、六角莲、天仙子、巴豆、水银、长春花、甘遂、生天南星、生半夏、生白附子、生狼毒、白降丹、石蒜、关木通、农吉痢、夹竹桃、朱砂、米壳（罂粟壳）、红升丹、红豆杉、红茴香、红粉、羊角拗、羊踯躅、丽江山慈姑、京大戟、昆明山海棠、河豚、闹羊花、青娘虫、鱼藤、洋地黄、洋金花、牵牛子、砒石（白砒、红砒、砒霜）、草乌、香加皮（杠柳皮）、骆驼蓬、鬼臼、莽草、铁棒槌、铃兰、雪上一枝蒿、黄花夹竹桃、斑蝥、硫黄、雄黄、雷公藤、颠茄、藜芦、蟾酥。

── · 第四节 · ──
中医饮食调护的原则

中医饮食调护或食疗应遵循以下基本原则：饮食有节，按时定量；调和四气，谨和五味；卫生清洁，习惯良好；辨证施食，相因相宜；辨药施食，协同增效。

一、饮食有节，按时定量

饮食要有一定的规律、有节制，要定时定量、荤素搭配、冷热适中。饮食以谷物和蔬菜为主，辅以一定量的肉类，宜清淡易消化忌肥甘厚腻。饮食要寒温适宜，偏食生冷寒凉的食物易损伤脾胃之阳气，可能出现腹痛泄泻；偏食辛温燥热的食物可致胃肠燥热，出现便秘等症。

二、调和四气，谨和五味

四气，是指药物的寒、热、温、凉四种药性，又称为四性。四气主要反映药物影响人体寒热病理变化的作用性质，是药物最主要的性能。食药同源，食物也有四气之说。

五味，是指酸、苦、甘、辛、咸五种食物的味道。食物的五味不同，具有的作用也不相同。《素问·至真要大论》中说："辛甘发散为阳，酸苦涌泄为阴，咸味涌泄为阴，淡味渗泄为阳。"《素问·脏气法时论》中又指出："辛、酸、甘、苦、咸，各有所别，或散，或收，或缓，或急，或坚，或软，四时五脏，病随五味所宜也。"如辛味，有宣散、行气血之功效，用于表寒证及气血阻滞病症。甘味，有补益和中缓急的作用，在人体五脏气血阴阳虚损时可用，也可缓和拘急疼痛等，例如糯米红枣粥可治脾胃气虚或胃阳不足，醪糟煮鸡蛋供产妇补益等。酸味，有收敛固涩之效，适用于气虚、阳虚不摄而致的多汗症，以及泄泻不止、尿频、遗精、滑精等病症。苦味，有能泄、能燥、能坚的作用，多用于解除热证、湿证、气逆等病症。苦瓜味苦性寒，用苦瓜炒菜，即取其苦能清泄之功，而达到清热、明目、解毒的目的。常吃苦瓜，对热病烦渴、中暑、目赤、疮疡肿毒等症极为有利。咸味，有软坚散结、泻下的作用，用于治热结、痰核、瘰疬等病症。

食物的偏性、归经不同，致其对五脏功能的调节不同。如《素问·宣明五气篇》中记载："五味所入：酸入肝，辛入肺，苦入心，咸入肾，甘入脾，是谓五入。"说明酸、辛、苦、咸、甘五味分别对五脏产生特定的联系和亲和作用，它们进入哪一脏，就会对该脏发挥有益的生养作用。

古人的膳食理论认为"谨和五味"是益寿延年的基本原则。所谓谨和五味就是指根据人体生理需要，合理调配饮食，适度摄取营养，以此滋养人体的脏腑气血。五味过偏会导致一些疾病的产生，如过食咸味易引起高血压、动脉硬化等疾病。总之，在选择食物时，必须根据病症的性质，结合食物的性味归经，选用相宜的食物配膳，做到寒热协调，五味不偏，有益于健康。

三、卫生清洁，习惯良好

（一）食材干净、新鲜

饮食不洁或食入有毒食物，可引起胃肠道疾病和食物中毒，导致腹痛、吐泻，甚至严重中毒，危及生命，因此，必须注意饮食卫生。张仲景在《金匮要略》中明确告诫"秽饭、馁肉、臭鱼，食之皆伤人""梅多食，坏人齿""猪肉落水浮者不可食""肉中有米点者，不可食"等。

新鲜的食物可以补充机体所需要的营养，而腐烂变质的食物不可食，否则易出现腹痛、泄泻、呕吐等中毒症状，重者可导致昏迷或死亡。当天的饮食应当天吃完，最好不要过夜，尤其夏令季节更应注意。此外，食物最好煮熟。煮熟不但能杀灭存在的细菌，而且较易消化。孙思邈在《备急千金要方》中指出："勿食生菜、生米，勿饮浊酒""勿食生肉""一切肉唯须煮烂"。

（二）保持良好进食习惯

1. 进食宜缓

细嚼慢咽，从容和缓，可分泌大量的唾液，其中，淀粉酶不仅有助于消化，而且有助于杀菌及分泌抗癌物质。孙思邈在《备急千金要方·食治》中指出："食当熟嚼，使米脂入腹，勿使酒脂入肠。"

2. 进食宜乐

进食时保持心情舒畅，肝气得舒，脾胃功能正常。《备急千金要方·食治》指出："人之当食，须去烦恼。"所以患者进食时，注意不要谈论病情，以免影响食欲。如遇大病房抢救或有导尿、灌肠等操作时，一定要用屏风遮挡。

3. 进食专注

进食时要专注，不要一边进食一边做其他事情。在患者进食时，护理人员应停止一些操作，如发药、健康宣教等。

4. 食后漱口

进食后漱口，令牙龈不败，口中无异味或异味减轻。《饮膳正要》中说："后漱口，清旦刷牙，不如夜刷牙，齿疾不生。"

四、辨证施食，相因相宜

饮食调护应注意个体差异，包括体质、年龄、证候的不同和季节、气候、地域等差异，把人与自然有机地结合起来进行全面分析，做到因证施食，也就是辨证施食，并要因时、因地和因人施食，需要注意的是，无论何时何地，人都是深处其中，应当以人为本。

（一）因人制宜

应根据个人的体质情况进行饮食护理。小儿脏腑娇嫩，脾胃虚弱，因此提供给小儿的饮食既要满足小儿的营养需要，又要与其消化功能相适应。妊娠妇女由于胎儿的生长需求，需要比平常更多的营养，应多食富含优质蛋白质的食物，如牛奶、豆浆、虾米等。老年人的脏腑功能减退，应节制脂肪和糖类的摄入，多吃富含纤维素、清淡易消化的饮食。体胖者多痰湿，应注意避免肥甘厚味之品；体瘦者多阴虚，应多吃滋阴生津的食物。服用药物的患者有一些特殊的饮食禁忌，如服人参时忌服萝卜，生葱不与蜂蜜同食等。

（二）因时制宜

随着四季的交替，人体的生理功能也会有相应的改变。中医学理论认为"春夏养阳，秋冬养阴"，因此，应该顺应四季的变化，调节饮食，提高机体的适应能力。

春季阳气升发，脾胃之气变弱，肝胆之气变旺，故饮食应清润平淡，以养脾气，宜食豆类、蔬菜等，不宜食油腻辛辣之物、耗阳气之物；夏季阳气亢盛，暑热夹湿，脾胃受困、食欲不振，食以甘寒、少油为宜，忌贪生冷，以防胃肠受寒导致腹痛泄泻；秋季万物收敛，燥气袭人，极易伤肺，饮食以护阴防燥、润肺为宜，如百合、梨、银耳等；冬季阳气潜藏，寒邪易袭，饮食宜温补，忌生冷寒凉，宜食羊肉、狗肉、桂圆等。

（三）因地制宜

由于人们生活的地理环境不同，受气候影响不同，致饮食习惯不同，如北方人多食面食而南方多食稻米，故应因地制宜，给予相应的饮食护理。

五、辨药施食，协同增效

患者在治疗过程中服用的药物均具有各自的性味、功效。为了更好地发挥药效，患者饮食的性味应与所服药物的性味一致，忌与所服药物的性味相反，以免降低药效，如食物与所服药物的性味相同，还可增强药物的效能，加速患者康复。

——·第五节·——
食物的类型

食物和药物一样具有寒、凉、温、热和辛、甘、酸、苦、咸的特性，饮食调护应根据患者的情况进行辨证施食，食物从性味来说分为以下几大类。

一、热性食物

热性食物具有温里祛寒、益火助阳的功用，适用于阴寒内盛的实寒证。热性食物多辛香燥烈，容易助火伤津，凡热证及阴虚者应忌用，如生姜、辣椒等。

二、温性食物

温性食物具有温中、补气、通阳、散寒、暖胃等功用，适用于阳气虚弱的虚寒证或实寒证较轻者。温性食物比热性食物平和，但仍有一定的助火、伤津、耗液倾向，凡热证及阴虚有火者应慎用或忌用，如桂圆、羊肉等。

三、寒性食物

寒性食物具有清热、泻火、解毒等功用，适用于发热较高，热毒深重的里实热证。寒性食物易损伤阳气，阳气不足、脾胃虚弱患者应慎用，如苦瓜、绿豆等。

四、凉性食物

凉性食物具有清热、养阴等功用，适用于发热、痢疾、痈肿以及目赤肿痛、咽喉肿痛等里热证。凉性食物较寒性食物平和，但久服仍能损伤阳气，阳虚、脾气虚弱患者应慎用，如李子、柠檬等。

五、平性食物

平性食物没有明显的寒凉或温热偏性，是患者饮食调养的基本食物。但因其味有辛、甘、酸、苦、咸之别，因而其功效也有不同，应根据患者的病情和体质灵活选用，如大豆、玉米、花生等。

六、发散类食物

易于诱发旧病，尤其是诱发皮肤疾病，或加重新病的食物称为发散类食物，对于易引起疾病复发或加重的食物要忌食，如葱、姜、花椒等。

七、补益类食物

补益类食物具有益气、养血、壮阳、滋阴的功效，分为以下几种。

（一）清补类食物

清补类食物一般具有寒凉性质，有清热、泻火、解毒的功效。适用于阴虚证或热性病需进行补养和调护者。寒证和素体阳虚者应慎用，如鸭肉、鹅肉、龟肉、蚌肉、鸭蛋、豆腐、粳米、小麦、薏苡仁、绿豆、豆芽、梨、甘蔗、莲子、海带、菠菜、白菜、冰糖等。

（二）平补类食物

食物没有明显的寒凉或温热偏性，适用于各类患者，尤其常用于疾病的恢复期，也适用于正常人的补益，如牛奶、猪肉、鸡蛋、黑鱼、蚕蛹、蚕豆、扁豆、芝麻、山药、香菇、黄花菜、黑木耳、竹笋等。

（三）温补类食物

温补类食物一般具有温热性质，有温中、助阳、散寒的功效。适用于阳虚证、寒证或久病体弱，禀赋不足者。热证和阴虚火旺者慎用或禁用，如羊肉、狗肉、鸡肉、鸽肉、鲤鱼、鲫鱼、糯米、桂圆肉、锅巴、荔枝、花生、胡萝卜、红糖等。

——·第六节·——
辨证饮食调护的方法

一、季节调护

（一）春季

春季是万物复苏的季节，可多食新鲜蔬菜水果。宜食用酸性食物养肝护肝，但不可过量，因为许多酸性食物，如醋、乌梅等，其酸味能刺激胃，易发生胃溃疡、胃炎等病，对身体不利。春季宜常喝花茶，如菊花、金银花、玫瑰花茶等。对患有过敏性疾病的人群避免食用发散类食物。

（二）夏季

夏季炎热，出汗多时适当增加盐的摄入，常喝凉茶、绿豆汤等，以补充人体失去的水分和盐分。忌过多食用冷饮等寒凉之品及辛辣、燥热、肥腻之品，以免伤及脾胃。

（三）秋季

秋季天高气爽，空气干燥，湿度小，易出现咽干、干咳等症状，主要由燥邪伤肺所致。此时应少吃辛、辣食物，如葱、姜、辣椒、胡椒，防止辛温助热，加重肺燥症状。秋季干燥要多饮水，饮水以少量频饮为佳，不宜暴饮，一次饮大量水会给胃肠增加负担，引起不适，只有少量慢饮，"润物细无声"才能对口、鼻、咽、喉、食管，乃至气管产生更大的滋润作用。秋天最重要的是养阴益气，可多吃山药、百合、银耳、猪蹄、莲子、藕、梨、枸杞等食物。

（四）冬季

对于平时身体怕冷的人群宜吃温性或热性的食物，如生姜、羊肉、狗肉、大蒜等，不宜吃绿豆、雪梨、苦瓜、冬瓜、荸荠、银耳等寒性或凉性食物。

二、辨证调食

（一）气虚者

气虚者可以选服人参、黄芪或生脉口服液等，起到补气强壮的作用。

（二）血虚者

血虚者可选用当归、阿胶、桂圆、大枣、枸杞之类的食物以达到补血的作用。

（三）阴虚者

阴虚者可选用百合、麦冬、天冬等或中成药大补阴丸、六味地黄丸等，以达到滋阴生津的目的。

（四）阳虚者

阳虚者可选用杜仲、鹿茸片等或选服中成药鹿茸精、金匮肾气丸等温阳壮体，对老年体衰者尤为适宜。

—— ·第七节· ——

食药同源调护方法

一、汗法

汗法即解表法，是一种通过发汗以疏散外邪、解除表证的方法。主要适用于外感初起，病邪侵犯肌表所表现出的一系列病症，如恶寒发热、头身疼痛等，常用食物有葱白、生姜等。

二、下法

下法即泻下法，是用具有通便作用的食物通泻大便或祛除肠内积滞的方法。主要适用于肠燥便秘者，常用食物有蜂蜜、桑葚、香蕉、植物果仁、菜泥等。

三、温法

温法即温里法，是用温热食物振奋阳气、祛除里寒的一种方法。多用于里寒证或素体阳虚之人，如肢体倦怠、四肢不温、腹痛吐泻等，常用食物有辣椒、酒、花椒、干姜、羊肉等。

四、清法

清法即清热法，是用寒凉性食物清除内热、泻火解毒的一种方法。多用于实热证或素体阳盛之人，如发热、烦渴、口舌生疮、小便短赤等，常用食物有西瓜、梨、藕、黄瓜、苦瓜、绿豆、绿茶等。

五、消食法

消食法也称消导法，是用具有消食健胃作用的食物开胃消食的一种方法。适用于脾胃升降失调饮食不化之证，如嗳腐吞酸、脘痞腹胀、厌食呕恶等，常用食物有山楂、萝卜、大蒜、醋等。

六、补法

补法即补益法，是用具有补益作用的食物以补气养血、滋阴助阳、强身健体的一种方法。适用于气虚、血虚、阴虚和阳虚等证，常用食物有羊肉、桂圆肉、甲鱼、鸡肉、鸭肉、海参、木耳等。

—— ·第八节· ——

饮食宜忌

一、辨证饮食宜忌

（一）热证

热证宜清热、生津、养阴，食寒凉性和平性食物，忌辛辣、温热之品。

（二）寒证

寒证宜温里、散寒、助阳，食温热性食物，忌寒凉、生冷之品。

（三）虚证

虚证宜补虚益损，食补益类食物。

（四）实证

实证饮食宜疏利、消导。

（五）外感病症

外感病症饮食宜清淡，可食葱、姜等辛温发散之品，忌油腻厚味。

（六）其他

各类血证、阴虚阳亢证、目疾、皮肤病、痔瘘、疮疖、痈疽等病症，忌辛热类食物。患有疔、疮、痈疡及各种皮肤病及可能复发的痼疾者，忌食发散类、海腥类食物。某些药物有特别的饮食禁忌要求，如萝卜可降低滋补药的补益性，故服人参等滋补药时忌食，服荆芥时忌吃鱼蟹等。

二、病中饮食禁忌

病中禁忌指在患有某种疾病期间，某些食物不能食用，否则会影响疾病的康复。中医在饮食调护中重视病中饮食宜忌，认为饮食宜忌是养生防病的重要环节，也是治疗疾病的良好辅助；在疾病治疗过程中选择食物，既要知其宜，又要知其所忌。应根据患者的病情、体质、服药、季节、气候、饮食习惯等方面的因素，合理选择饮食，只有把握住饮食"宜"和"忌"这两个方面，才能使饮食与治疗相配合，达到好的治疗和康复目的。

《备急千金要方》中说："大凡水病难治，瘥后特须慎于口味，病水人多嗜食，所以此病难愈也。"《医学六要》对血证强调："血证不断酒色厚味，纵止必发，终成痼疾。"其他如黄疸忌食油腻，温病高热忌食辛辣荤腥，脾虚泄泻忌食生冷瓜果，久患疮疡、皮肤疾病忌食发物，消渴病忌食糖等，均应予以注意。

三、配伍禁忌

（一）食物与食物

由于每种食物的功效不同，因此有些食物不宜配合食用。据文献记载，柿子忌螃蟹、葱忌蜂蜜、蟹鱼忌苋菜等。关于食物之间的配伍禁忌，历代文献中有不少记载，但古人的总结是以经验性为主，应辩证看待，有必要运用现代科学技术作进一步研究。

（二）食物与药物

食物和药物都有四气五味之性，因此，在功效上食物对药物有着重要的影响。有些食物可以提高药物的效力，如赤小豆配鲤鱼可增强利水作用；黄芪加薏苡仁可加强渗湿利水的作用。有些食物则会降低药效或增强其毒性，如人参忌萝卜；地黄、首乌忌葱蒜；茯苓忌醋；甘草、黄连、桔梗、乌梅忌猪肉；白术忌桃、李、大蒜；蜂蜜忌葱、黄连、桔梗；使君子忌茶等。因此在服药期间应注意饮食之宜忌。一般在服药期间，凡属生冷、油腻、腥臭及不易消化、刺激性食物，均以避免为宜。

四、胎产禁忌

妇女产前产后因为孕育胎儿、哺乳等特殊生理情况，其饮食应有所禁忌。

（一）产前

妊娠期由于脏腑经络之气皆注于冲脉以养胎，此时全身处于阴血偏虚、阳气偏盛的状态，因此，凡辛热温燥之品不宜食用，即所谓"产前宜凉"。因为大辛大热类食物不仅能助生胎热，令子多疾，并可导致孕妇助阳动火，血行旺盛，损伤胎元，甚则迫血堕胎，故孕期应避免或禁止食用。《医学心传全书》载"胎前忌热"。《珍本女科医书辑佚八种》中指出"妊娠多食辛，胎精魂不守"。如肉桂、干姜、花椒、胡椒、辣椒、胡荽、大蒜等，以及羊肉、雀肉、鳗鲡鱼，孕妇均不宜食用。此外，如有妊娠恶阻者，还应忌用油腻、腥臭及不消化之品。

（二）产后

随着胎儿的娩出，产妇气血均有不同程度的损耗，出现阴血亏虚，瘀血内停，同时，体内的气血还要化生乳汁以喂养婴儿，因此，产后饮食应营养丰富，易消化，可食一些活血化瘀之品，如红糖茶，禁食寒凉酸收之品。《饮膳正要》中指出："乳母忌食寒凉发病之物。"

附：常用食物性味、功效及宜忌简表

一、温性食物

名称	性味	功效	宜忌
鸡肉	甘、温	健脾补虚，益气养血	宜：体虚，气血不足，阳虚畏寒，纳呆 忌：实热证，痼疾忌公鸡肉
牛肉	甘、温	补中益气，健脾养胃	宜：脾胃虚寒，气血虚亏 忌：痼疾和疮疡等皮肤病
羊肉	甘、温	益气补血，温肾助阳	宜：阳虚畏寒，气血不足 忌：外感时邪，阴虚火旺，疮疡疔肿
糯米	甘、温	补中益气，暖脾胃	宜：脾胃气虚，胃寒疼痛，气短多汗 忌：热证及脾不健运者
牛乳	甘、微温	补虚生津，益肺养胃	宜：气血不足，阴虚劳损，日常进补 忌：平素脾胃虚寒、腹胀便溏、痰湿积饮者
虾	甘、温	补肾壮阳，通乳，托毒	宜：阳虚，缺乳，宫寒不孕，寒性脓疡 忌：热证，各种皮肤病，易复发的痼疾
大枣	甘、温	补中益气，养血安神	宜：中气不足，气血两虚，乏力，面色萎黄 忌：湿盛脘腹胀满，热盛
荔枝	甘、酸、微温	养血填精，益气补心	宜：久病体弱，呃逆，腹泻 忌：血证，素体热盛及阴虚火旺者
杨梅	甘、酸、温	生津止渴，和胃消食	宜：伤暑口渴，腹胀，吐泻 忌：痰热
桃子	甘、酸、温	生津润肠，活血消积	宜：便秘 忌：痈肿，疮疖
杏子	甘、酸、温	润肺定喘，生津止渴	宜：咳嗽，口渴 忌：痈疖，膈上有热者
大葱	辛、温	散寒解表，通阳	宜：外感风寒头痛、鼻塞，皮肤麻痹不仁 忌：狐臭者

临床中医护理辨证施食方选编

续表

名称	性味	功效	宜忌
韭菜	辛、温	温中行气，温肾	宜：呕吐呃逆，便秘，阳痿 忌：阴虚内热，胃热，目疾，疮疡
南瓜	甘、温	补中益气，除湿解毒	宜：消渴，肺痈，咳喘，腹水 忌：气滞湿阻，腹胀，纳差

二、热性食物

名称	性味	功效	宜忌
狗肉	甘、咸、热	补中益气，温肾壮阳	宜：脾肾阳虚，腰膝酸软，形寒肢软 忌：热证，阴虚，出血性疾病，妊娠
辣椒	辛、热	温中散寒，健胃消食	宜：寒凝腹痛吐泻，纳少，风寒湿痹 忌：热证，阴虚火旺，目疾，疝肿，痔疮，一切血证，妊娠
大蒜	辛、热	温中消食，解毒	宜：外感疫毒，风寒，痢疾，食欲不振 忌：阴虚火旺者慎食
胡椒	辛、热	温中下气，消痰，解毒	宜：虚寒胃痛，肺寒痰多 忌：阴虚内热，血证，痔疮，妊娠
花椒	辛、温	温中散寒，止痛，杀虫	宜：虚寒腹痛，蛔虫腹痛 忌：阴虚火旺，妊娠

三、凉性食物

名称	性味	功效	宜忌
鸭肉	甘、咸、凉	滋阴养胃，利水消肿	宜：阴虚内热 忌：外感风寒，脾虚泄泻
兔肉	甘、凉	补中益气，滋阴凉血	宜：乏力，消渴，阴虚失眠 忌：素体虚寒者少食
枇杷	甘、酸、凉	润肺，止渴，下气	宜：热病口渴，干咳 忌：脾虚便溏
芒果	甘、酸、凉	止渴生津，消食，止咳	宜：热病口渴，干咳 忌：热病后期，饱食后
李子	甘、酸、凉	舒肝解郁，生津止渴	宜：消渴引饮，阴虚发热 忌：脾虚者

14

续表

名称	性味	功效	宜忌
萝卜	甘、辛、凉	消食下气，清热化痰	宜：食积气胀，咳嗽痰多 忌：脾胃虚寒，忌与人参等温补药同服
菠菜	甘、凉	养血止血，润燥止咳	宜：血虚头晕，两目干涩，便秘 忌：脾虚泄泻，泌尿系结石
芹菜	甘、苦、凉	清热凉血、平肝熄风	宜：肝阳上亢，头晕头痛，烦躁 忌：消化不良
茄子	甘、凉	清热，活血，通络	宜：疮疡肿毒，便秘，风湿痹证 忌：虚寒腹泻

四、寒性食物

名称	性味	功效	宜忌
梨	甘、酸、寒	清热生津，止咳消痰	宜：肺热咳嗽，醉酒，热病津伤便秘 忌：脾虚便溏，寒咳，胃寒呕吐，产后
橙	甘、酸、微寒	宽胸止呕，解酒，利水	宜：热病呕吐，二便不利，伤酒 忌：脾阳虚者不可多食
香蕉	甘、寒	清肺润肠，解毒	宜：热病伤津，溃疡病，痔疮，习惯性便秘 忌：便溏，慢性肠炎
甘蔗	甘、微寒	清热和胃，生津润燥	宜：热病口渴，大便燥结，血证，伤酒，燥咳，呕吐反胃，妊娠恶阻 忌：脾虚便溏者
西瓜	甘、寒	清热解暑，生津止渴	宜：中暑，高热烦渴，泌尿系感染，口舌生疮 忌：中寒湿盛者，产后少吃
黄瓜	甘、微寒	清热利水，止渴	宜：热病烦渴，水肿 忌：脾胃虚寒者
冬瓜	甘、微寒	清热解毒，利水消痰	宜：水肿胀满，小便不利，消渴，暑热 忌：脾肾阳虚，久病滑泄
苦瓜	苦、寒	清热解毒，祛暑	宜：伤暑发热，热病口渴，目赤肿痛，热痢 忌：脾胃虚寒者不宜多食
莲藕	甘、寒	清热生津，凉血散瘀	宜：热病烦渴，热淋，出血证，熟食可健脾 忌：寒证忌用，脾胃虚弱者宜熟食
番茄	甘、酸、微寒	生津止渴，健胃消食	宜：热病发热，口干渴，食欲不振 忌：泌尿系结石，脾胃虚寒者不宜多食

续表

名称	性味	功效	宜忌
海带	咸、寒	软坚散结，利水	宜：瘿瘤，瘰疬结核，水肿 忌：脾胃虚寒者不宜多吃

五、平性食物

名称	性味	功效	宜忌
大豆	甘、平	健脾宽中，润燥消水	宜：诸虚劳损，便秘，消渴 忌：素体痰盛者勿多食
玉米	甘、平	和中开胃，除湿利尿	宜：腹泻，水肿，小便不利，黄疸
红薯	甘、平	补中和血，益气生津	宜：湿热黄疸，习惯性便秘 忌：中满腹胀，胃酸过多
豆浆	甘、平	补虚润燥	宜：纳呆，阴虚燥热，皮肤粗糙 忌：平素胃寒、脾虚，易腹泻、腹胀者
猪肉	甘、平	补气养血，益精填髓	宜：体质虚弱，营养不良，肌肤枯燥 慎：外感，热病
鸡蛋	甘、平	滋阴养血，安神	宜：气血不足，失眠烦躁 慎：有痰积、食滞者
白果	甘、苦、涩、平	收敛定喘，止带	宜：喘咳，痰多，白浊带下 忌：有小毒，多食易引起中毒
橘子	甘、酸、平	开胃理气，止咳润肺	宜：食欲不振，恶心呕吐，妊娠恶阻 忌：风寒咳嗽，多食可化火生痰
葡萄	甘、酸、平	补益气血，健胃利尿	宜：痿痹，食欲不振，小便涩痛 忌：多食生内热，每次不宜食之过多
苹果	甘、酸、平	补心益气，生津和胃	宜：便秘，慢性腹泻，食欲不振
花生	甘、平	补脾润肺，养血和胃	宜：气血亏虚，脾胃失调，体弱便秘 忌：腹泻便溏。炒后性温，多食易生热
山药	甘、平	健脾益气，补肺益肾	宜：脾虚便溏，脾虚咳喘，肾虚带下，消渴 忌：湿盛中满，肠胃积滞
土豆	甘、平	健脾益气	宜：食欲不振，体弱，便秘 忌：发芽、腐烂发青的土豆
蘑菇	甘、平	健脾开胃，透疹	宜：食欲不振，久病体弱，麻疹不透 忌：有毒的蘑菇

续表

名称	性味	功效	宜忌
胡萝卜	甘、平	健脾和胃，下气	宜：脘闷气胀，便秘，小儿痘疹 忌：忌与醋同食
白菜	甘、平	清热除烦，通便利肠	宜：口干渴，大便秘结
木耳	甘、平	滋阴养胃，益气和血	宜：气血不调，肢体麻痛，产后血虚崩漏 忌：脾虚便溏腹泻
银耳	甘、平	润肺止咳，养胃生津	宜：气阴亏虚，咳喘，口咽干燥，月经不调 忌：风寒咳嗽

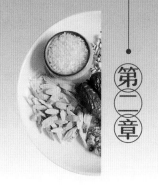

第
二
章

食疗方的制作

——·第一节·——
制作原则

　　在中医理论指导下，根据食物和药物的性味，针对不同的病情和秉质，按照辨证施治的原则，将食物与药物经过烹调加工成菜肴，并以此防治疾病。一般来说，选取常用食物为主，或以性味、口味较佳的药物为宜，有利于长期坚持食用，方能达到调养的作用。制作的食物或药材宜洁净，合理烹制，保留食物和药物性味，并且注意食物与食物、食物和药物之间的合理配伍以及营养均衡，从而达到食药性能相补。

——·第二节·——
配伍禁忌

　　常见的食药配伍禁忌：猪肉忌黄连、桔梗、乌梅等；猪血忌地黄、何首乌；猪心忌吴茱萸；羊肉反半夏、菖蒲；狗肉反商陆，忌杏仁、恶大蒜；鲫鱼反厚朴，忌麦冬；鲤鱼忌朱砂、天冬、紫苏；龟肉忌酒、果类、苋菜；鳝鱼忌狗肉、狗血；鳖肉忌芥子、薄荷、皂矾；人参、西洋参忌萝卜。

——·第三节·——
适宜的药物

药物要筛选，尽量少用峻猛之药，如野生人参、大黄、巴豆等，防止药性过强而导致虚不受补或者无法承受药性而引起次生疾病。

一、健脾益气药

人参、黄芪、党参、白术、山药、大枣、茯苓、薏苡仁、莲子、芡实等。

二、开胃健脾药

砂仁、白豆蔻、山楂、麦芽、谷芽、神曲、鸡内金等。

三、健脾利湿药

赤豆、白茅根、陈皮、冬瓜皮、薏苡仁、茯苓、白术等。

四、温胃止痛药

肉桂、公丁香、胡椒、高良姜、小茴香、佛手、草豆蔻、砂仁等。

五、滋补肺阴药

梨、银耳、银杏果、百合、鸭肉、燕窝等。

六、养心安神药

酸枣仁、人参、西洋参、党参、玫瑰花等。

七、温补肾阳药

附片、肉桂、菟丝子、淫羊藿、肉苁蓉等。

八、滋补肝肾药

枸杞子、山茱萸、熟地黄、天冬、女贞子、银耳、白芍、何首乌、桑椹、杜仲，以及平肝熄风的天麻、钩藤、川芎等。

九、补血药

当归、阿胶、熟地黄、何首乌、桑椹、枸杞子等。

—— ·第四节· ——
食疗方的种类

一、汤羹

汤羹是以水和食物一同煎煮或蒸炖而成，可根据食物的滋味、性能加入适当的佐料，食用时除饮汤外，同时吃其中的食物。汤羹有汤和羹之分，较稠厚的为羹，较稀的为汤。所用食物主要是有滋补作用的肉、蛋、鱼、海味、蔬菜、水果等，以补益为主要用途。

二、粥食

粥食是以米、麦、豆等粮食单独或同时加入其他食物煮成，为半流质食品。粥食是常用的饮食之一，尤其适用于脾胃虚弱者。

三、主食

主食是以米、面等富含淀粉的食物为主要原料做成的各种米饭、糕点、小吃等食物。

四、膏剂

膏剂是以补益性食物加水煎煮，取汁液浓缩至一定稠度，然后加入蜂蜜、白糖或冰糖制成半固体状，一般以补益为主要用途。

五、散剂

将干果、谷物等食物晒干或烘干，研磨成细粉末，用时以沸水调食或用开水送服。

六、菜肴

菜肴是指具有治疗作用的各类荤素菜肴的总称。种类繁多，制法各异，有蒸煮、煎炒、炸、烩、烧、爆、炖、煨、渍、腌、凉拌等多种，根据其性味和制法的差别而有不同的作用。

七、饮料

饮料是指酒、乳、茶、果汁等，依各类饮料的性味和调制方法的不同而有不同的作用。

——·第五节·——
制作方法

一、炮制

在制作前要对所选用的食物及药物进行加工炮制。避免苦味、涩味、怪味，使之易于接受。

（一）净选

选取药材和食物，除去杂质及非药用、食用部分，以适应烹调的要求。

（二）软化

将药材和食物按大小、粗细分开，用清水、温水、沸水或其他液体喷淋后，放在适宜的容器中，保持湿润状态，并使其软化。

（三）切制

软化后的药材和食物，根据其药用和食用要求等情况，切制成一定规格的片、段、块、丁、丝、条、末等，或按烹调的需要，制成一定形状的菜肴待用品。

（四）炮制

将经过净选、软化、切制后的药材和食物进行加热，或与辅料共同加热处理。

二、烹调

常用的有炖、焖、煨、蒸、煮、熬、炒、卤、炸、烧等。但一般以炖、焖、煨、蒸为主要方法和最佳方法。除了注意色、香、味、形之外，还应特别注意保持和发挥食材的有效营养成分和治病强身方面的独特功效，以达到"食助药力，药助食威"的效果。

以下几种是常用的主要烹调方法。

（一）汆

汆是指旺火沸水下料，一滚即成的一种烹调方法。其原料必须是新鲜而不带或少带血污、腥味的动物性原料及鲜脆爽口的植物性原料，如鸡片、鱼片、里脊片、墨鱼片、笋片、蘑菇片等，常切成薄片状。调味必须先制汤，酒是去腥起香，只用盐与味精。汤水的量比原料多几倍，用旺火煮沸，再放原料，加调味，撇去浮污，一滚即成。

（二）煮

煮是将原料放入多量的汤汁或清水中，先用旺火煮沸，再用小火不断加热至熟的一种烹调方法。原料选用新鲜、蛋白质丰富、质地老韧的动物性原料，凡含血腥异味的原料在煮前必须经过焯水、过油等初步处理。

（三）烩

烩是将加工成片、丝、条、丁、粒的小型原料，用旺火烹制，需要勾芡的半汤半菜的一种烹调方法。原料要求鲜嫩、不带骨刺、不带腥味，以熟料或半熟料或易熟的生料为主，如鸡、里脊肉、虾仁、鲜鱼肉、香菇、蘑菇、冬笋等。烩菜必须先制汤，汤与原料的比例是1∶1，烩菜汤汁较多，故勾薄芡是烹制好烩菜的关键。

（四）炖

炖是把原料放入陶器内，加汤和调味料，旺火烧开后持续小火加热至原料酥烂而汤汁醇厚的一种烹调方法。原料在入锅前通过焯水、走油等处理，除去部分血腥。而且要一次性投料（调味品、汤水），尽量准确，不可中途添加。

（五）煨

煨是将经过表层处理或焯水的原料放入陶制器皿内，加调味品和汤汁，用旺火烧开，小火长时间加热的一种烹调方法。煨与炖很相似，区别在煨的加热时间更长，一般在2~3小时。对老、韧、硬而富含蛋白质、风味物质的原料，如牛筋、乌龟等常用煨。

（六）烧

烧是将经过炸、煎、煸炒或水煮的原料，加适量汤水和调味品，用旺火烧开，中小火烧透入味，旺火稠浓卤汁的一种烹调方法。烧的时间长短应视原料的质地老嫩、块形大小而定。不可烧至酥烂而失去了嫩的要求。

（七）焖

焖以水为主要导热体，经旺火和长时间小火，再旺火加热的一种烹调方法。常用原料如猪肉、鸡、鸭、蹄髈、冬笋、茄子、青菜、卷心菜。凡焖制的菜肴都用到酱油，因此菜肴呈深黄色或金黄色，味是咸中带甜。咸味调料不宜过早加足，以免盐分渗入原料之中，排出水分，蛋白质凝固，原料不易酥烂。

（八）炸

炸是用旺火加热，以食油为传热介质的一种烹调方法。根据所用原料质地、菜肴特点，炸可分清炸、干炸等。

（九）溜

溜是先将原料用炸的方法加热成熟，然后调制卤汁浇于原料上或将原料投入卤汁中搅拌的一种烹调方法。

（十）爆

爆是将脆性原料放入中等油锅内，用旺火高油温在极短时间内加热的一种烹调方法，如鸡胗、鸭胗、腰子、肚头、墨鱼等。油爆时的火力要旺，一定要待油面冒青烟再下料，成熟后迅速倒出，时间不超过3～5秒钟。

（十一）炒

炒是将加工成丁、丝、条、片、粒、球等小型原料投入小油锅内，在旺火上急速翻拌的一种烹调方法。

（十二）烹

烹是将小型原料用旺火热油炸至金黄色，再烹入已经调好的调味清汁（不可用水淀粉）的一种烹调方法。成菜强调味感特殊，滑爽不腻。原料在炸前是否拍粉视菜肴的要求而定，一般以料酒、酱油、白糖、醋、味精、盐及葱、姜、蒜为基本调料。将原料用少许料酒、酱油浸渍一下，投入热油锅内炸，使表面骤然受热呈金黄色而变脆，沥去油，再入锅加调味汁，颠翻几下，淋少许麻油即成。

（十三）煎

煎是将少量油布满锅底，用中小火将原料煎熟，并两面煎黄的一种烹调方法。原料要加工成扁平形的片、块、段状，厚薄必须一致。大多数先用各种调料浸渍入味，方能煎制。主料都要挂糊，即用蛋糊，或表面拍上一层干淀粉，随后放入蛋液中一浸，即入锅煎制。煎时不能使用旺火，油不能浸没原料。

（十四）贴

贴与煎的烹调方法基本相同，但下锅只煎一面，一面黄脆，另一面鲜嫩。火候必须是中小火，肥膘一定要煎到油吐尽呈黄色为止。

——·第六节·——
常见病症食疗方

饮食疗法的应用范围甚广，除了能辅助治疗各种病症外，尚有保健强身、抗老益寿的功能。以下列举一些常见病症及保健强身的饮食方。

一、保健强身、抗老益寿

（一）人参鹿肉汤

人参、黄芪、熟地黄、肉苁蓉各6g，鹿肉250g，生姜3g。先将上述中药煎汤，去渣取汁，再加入洗净、切块加工后的鹿肉及适量的葱、酒、盐等调料和水，以文火慢炖2～3小时，待鹿肉熟烂后即成。功能大补元阳，温肾补精。适用于肾阳虚亏、老年体虚、畏寒乏力、腰膝酸软、阳痿早泄等症。

（二）黄芪汽锅鸡

黄芪20g，草母鸡（或童子鸡、乌骨鸡）500g，生姜3g。先将母鸡洗净、切块后，加入黄芪、生姜，再加适量的盐、酒、葱等调料一起放入汽锅中，蒸后食用。功能大补元气，健脾补肺，养血填精。适用于元气亏损、精血不足、产后或病后体虚、神疲乏力、头晕眼花等症。

（三）当归生姜羊肉汤

当归50g（用纱布包），生姜10g，羊肉500g。先将羊肉洗净，切成小块，加适量的酒、葱、盐、生姜及当归，用文火焖煮至羊肉烂熟，去药渣即成。功能温阳补血，益肾调经。适用于肾阳虚亏、精血不足、畏寒腰酸、月经不调等症。

（四）银莲汤

水发银耳15g，鲜莲子50g，再加适量的鲜汤、精盐一起煮汤。功能滋阴生津，养心补肺。适用于心肺两虚、阴津亏损、老年体虚所致的心悸咳嗽、口渴烦热、失眠多梦等症。

（五）桂花栗羹

板栗肉100g，藕粉25g，糖桂花2g，白糖适量。栗子肉洗净切薄片。锅内放清水适量烧沸，倒入栗子肉、白糖烧沸后去浮沫。藕粉用水调匀，均匀倒入锅内，调成羹状时装碗内，撒上糖桂花。功能益肾健脾，强壮固精。适用于食少乏力，头晕耳鸣，腰膝酸软、遗精、尿频。

二、病后体虚

（一）黄精炖肉

黄精30g，瘦猪肉150g，再加适量的酒、盐、葱、姜等调料一起隔水炖熟后食用。功能补气养血，滋阴补元。适用于病后或手术后所致的体虚乏力、头晕眼花、形体消瘦、创口愈合不良等症。

（二）三七蒸鸡

母鸡1500g，三七20g，姜、葱、料酒、盐各适量。三七一半上蒸笼蒸熟，一半磨成粉。姜切片，葱切大段。鸡剁成小块装盆，放入三七片，葱姜摆于鸡块上，加适量料酒、盐、清水。上笼蒸2小时左右，出笼时拣去葱姜，拌入味精、三七粉，吃肉喝汤。

（三）黄芪羊肉汤

黄芪50g，羊肉500g（洗净），再加胡椒、酒、葱、姜等调料一起烧煮后食用。功能温阳补气，健脾补肾。适用于病后体虚、畏寒肢冷、四肢无力、腰酸足软等症。

（四）虫草炖鸭

冬虫夏草15g，老公鸭1只（去毛、去内脏，洗净），再加酒、葱、姜、盐等调料一起加水炖煮，熟后食用。功能益气填精，滋阴补血，健脾补肺。适用于病后或手术后体质虚弱、头晕盗汗、咳嗽气短、消瘦乏力、夜眠不安等症。

（五）海参炖肉

水发海参、瘦猪肉（剁成肉糜）各100g，再加适量酒、姜、葱、盐等一起炖煮。功能益肾补元，补血强壮。适用于病后或产后体质虚弱、四肢无力、腰膝酸软等症。

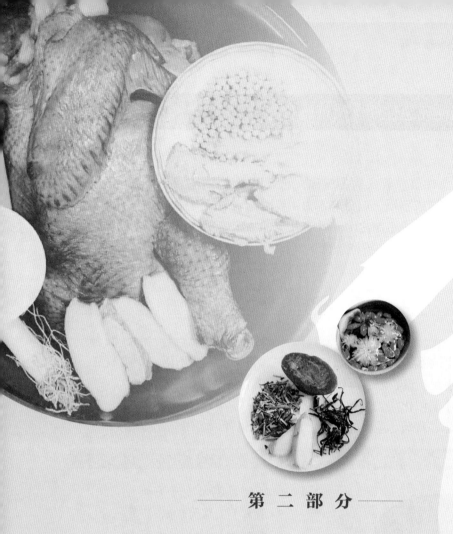

———第 二 部 分———

各 论

52 个病种中医护理辨证施食方

一、中风（脑梗死急性期）辨证施食方

（一）疾病概述

中风是中医学对急性脑血管疾病的统称，它是以突然昏仆、半身不遂、不省人事、口舌㖞斜、言语謇涩或不语、偏身麻木为主要临床表现的病症。根据脑髓神经受损程度的不同，有中经络、中脏腑之分，并有相应的临床表现。现代医学之脑血管病（出血性或缺血性）均可参照本病辨证施食。

（二）辨证施食（中脏腑）

1.痰蒙清窍证

【证候要点】意识障碍，半身不遂，口舌㖞斜，言语謇涩或不语，痰鸣漉漉，面白唇暗，肢体瘫软，手足不温，静卧不烦，二便自遗。舌质紫暗，苔白腻。

【食药调护原则】温阳化痰，醒神开窍。

【常用食药】远志、菖蒲、葱白、豆蔻、薏苡仁、猪肾。

【常用食药方】

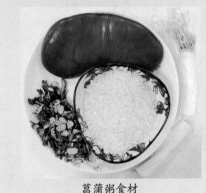

菖蒲粥食材

菖蒲粥（《圣济总录》）：菖蒲10g，猪肾1对（切碎），水煎去渣留汁，粳米150g，葱白10g，共煮稀糜粥，粥熟过筛，日分3次鼻饲。须遵医嘱决定是否能鼻饲进食及鼻饲量。

【禁忌食药】忌肥甘厚味，如肉汤、肥肉、羊肉、狗肉、辣椒、花椒、丁香，以及补益、温热类药物，如人参、附子、干姜等。

2.痰热内闭证

【证候要点】意识障碍，半身不遂，口舌㖞斜，言语蹇涩或不语，鼻鼾痰鸣，或肢体拘急，或躁扰不宁，或身热，或口臭，或抽搐，或呕血。舌质红，舌苔黄腻。

【食药调护原则】清热化痰，醒神开窍。

【常用食药】薄荷、麻仁、竹沥、决明子、大黄、荆芥。

【常用食药方】

①大黄竹沥粥（《中医食疗学》）：大黄10g，粳米100g。将大黄择净，放入锅中，加清水适量，浸泡5～10分钟，水煎取汁备用。将大米淘净，加清水煮粥，待粥熟调入大黄药汁，再煮1～2分钟，加入鲜竹沥50mL以化痰开窍。鼻饲，每日1剂。服后注意观察大便情况，大便水样或大便带血应停止使用。

②薄荷荆芥粥（《中医食疗学》）：鲜薄荷叶、鲜荆芥穗各30g，洗净切碎，煎汤取汁，入炒麻仁50g，粳米50～100g，共煮稀糜粥，粥成过筛，鼻饲。可加入鲜竹沥50mL以化痰开窍。日3次服用。

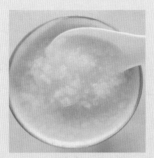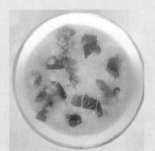

| 大黄竹沥粥 | 薄荷荆芥粥 |

【禁忌食药】忌肥甘厚味之品，如肉汤、肥肉、羊肉、狗肉、辣椒、花椒、丁香，以及补益类药物，如人参、附子、干姜等。

3.元气败脱证

【证候要点】昏语不知，目合口开，四肢松懈瘫软，肢冷汗多，二便自遗。舌卷缩，舌质紫暗，苔白腻。

【食药调护原则】益气回阳固脱。

【常用食药】人参、干姜、甘草、冰糖、附子。

【常用食药方】

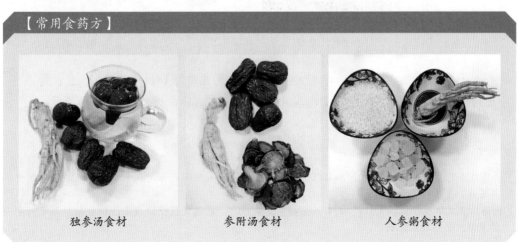

| 独参汤食材 | 参附汤食材 | 人参粥食材 |

①独参汤（《十药神书》）：人参20～30g，去芦。用水300mL，大枣5枚，同煎至150mL，灌服或随时鼻饲。

②参附汤（《辨证录》）：人参3两①，附子3钱②。用水300mL，大枣5枚，同煎至100mL，灌服或随时鼻饲。

③人参粥（《食鉴本草》）：人参3g打粉，粳米100g洗净，加水适量，加入人参粉煮粥，粥熟将冰糖水加入粥中搅拌均匀，过筛。

【禁忌食药】忌食降气耗气、耗伤阴阳之品，如芹菜、西瓜、大黄、芒硝等食药。

（三）辨证施食（中经络）

1. 风火上扰证

【证候要点】眩晕头痛，面红耳赤，口苦咽干，心烦易怒，尿赤便干。舌质红绛，舌苔黄腻而干，脉弦数。

【食药调护原则】平肝潜阳，清热息风。

【常用食药】萝卜、西瓜、荸荠、梨、芹菜、白菜、藕、丝瓜、菊花、苦瓜、芦根、夏枯草。

【常用食药方】

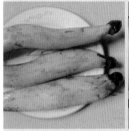 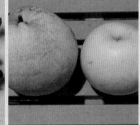 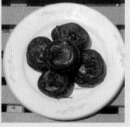 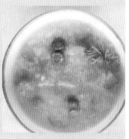

三鲜汁食材　　　　　　　　　　　　　　　苦瓜菊花粥

①三鲜汁（《中医食疗学》）：藕500g，去皮洗净切丝；荸荠500g，洗净去皮切薄片；梨500g，洗净去皮切薄片。混合榨汁，加白糖50g及凉开水适量，时时频饮。

---

①两为非法定单位，1两=37.3g，本书根据相关文献时间，采用宋代至清代末这一时期与当今剂量换算关系，全书特此说明。

②钱为非法定单位，1钱=3.73g，本书根据相关文献时间，采用宋代至清代末这一时期与当今剂量换算关系，全书特此说明。

②苦瓜菊花粥（《24节气养生食方》）：苦瓜100g洗净去瓤，切小块备用；粳米60g洗净与菊花5g同入锅中，加水适量煮沸后将苦瓜、冰糖10g加入锅中煮至粥熟。作早餐服食。

【禁忌食药】忌食辛辣香燥、辛温、肥甘厚腻之品，如牛肉、羊肉、狗肉、公鸡肉、荔枝、桂圆、辣椒等。

2. 风痰阻络证

【证候要点】头晕目眩，痰多而黏。舌质暗淡，舌苔薄白或白腻，脉弦滑。

【食药调护原则】化痰通络熄风。

【常用食药】薏苡仁、扁豆、竹笋、茭白、佛手、葫芦、荷叶、冬瓜、豆蔻、天麻。

【常用食药方】

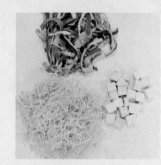 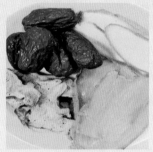 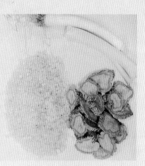

橘皮竹茹汤食材　　　　天麻白术汤食材　　　　防风粥食材

①橘皮竹茹汤（《金匮要略》）：橘皮10g，竹茹50g，茯苓20g，煎汤服，日服3次。

②天麻白术汤（《中医食疗学》）：天麻20g，白术15g，生姜10g，大枣5枚。煎汤服，日服3次。

③防风粥（《千金方》）：防风5g，粳米60g，葱白适量。先以防风、葱白水煎取汁，粳米煮粥，粥成加入药汁，再煮数分钟即可。

【禁忌食药】忌食肥甘厚腻、助热生痰的食药，如肥肉、羊肉、糯米、阿胶、龟板、鳖等。

3. 痰热腑实证

【证候要点】腹胀便干便秘，头痛目眩，咯痰或痰多。舌质暗红，苔黄腻，脉弦滑或偏瘫侧弦滑而大。

【食药调护原则】通腑泄热，化痰通络。

【常用食药】石膏、竹叶、西瓜、大黄、芦根、知母、萝卜。

【常用食药方】

①白萝卜丝汤（家常菜）：白萝卜250g洗净切丝，浸水。锅中加水煮沸，放入萝卜丝煮软，加入适量猪油、盐、葱花。

②芦根茶（《中医药膳学》）：芦根30g，萝卜30g，葱白12g，青橄榄6枚。将上述食材洗净切碎，加入沸水闷盖15分钟代茶饮。

③大黄竹沥粥（《中医食疗学》）：见P28中风（脑梗死急性期）（中脏腑）痰热内闭证。

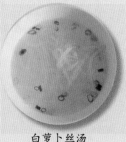
白萝卜丝汤

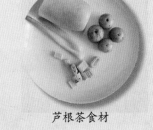
芦根茶食材

【禁忌食药】忌食辛辣、香燥、煎炸、补益类食药，如油炸花生、腰果、排骨、辣椒、胡椒、大蒜、人参、党参等。

4.气虚血瘀证

【证候要点】面色㿠白，气短乏力，口角流涎，自汗出，心悸便溏，手足肿胀。舌质暗淡，舌苔白腻，有齿痕，脉沉细。

【食药调护原则】益气活血通络。

【常用食药】羊肚、鸡肉、鸡蛋、瘦肉、茄子、黄芪、粳米、花生、党参、大枣。

【常用食药方】

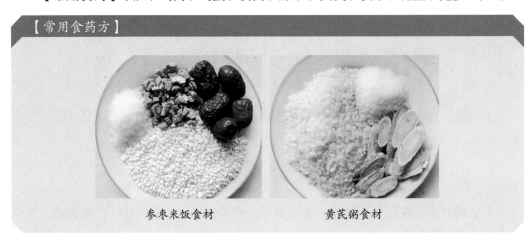

参枣米饭食材　　　　　　　　黄芪粥食材

①羊肚粥（《食鉴本草》）：羊肚1具，洗净，先煮待熟。入粳米100g，葱白、生姜、豆豉、花椒各适量，煮至粥熟加入少许盐调味。日分3次服用。

②参枣米饭（《醒园录》）：党参15g，糯米250g，大枣30g，白糖50g。先将党参、大枣煎取药汁备用，将糯米洗净煮熟，扣于盘中，将煮好的党参、大枣放于饭上，加白糖与药汁熬成浓汁浇在饭上即可。分2日食。

③黄芪粥（《食物疗法》）：黄芪10g，粳米100g。将黄芪洗净先煮取汁，粳米洗净加入药汁煮粥，粥熟加少量白糖，分3次食。

【禁忌食药】忌食耗气、寒凉、收涩之食药，如生冷瓜果、石膏、五味子、绿豆、鱼腥草等。

5. 阴虚风动证

【证候要点】眩晕耳鸣，手足心热，咽干口燥。舌质红而体瘦，少苔或无苔，脉弦细数。

【食药调护原则】益阴养血，潜阳熄风。

【常用食药】黑豆、黑芝麻、地黄、桑葚、鸭蛋、麦冬、银耳、黑木耳、甲鱼。

【常用食药方】

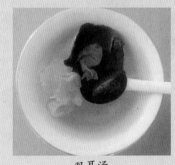
双耳汤

①双耳汤（《中医食疗学》）：银耳10g，黑木耳10g，冰糖30g。银耳、黑木耳用温水泡发，洗净放入碗中，加冰糖及水适量，上笼蒸1小时。日服3次，每次1小碗。

②甲鱼枸杞汤（自组方）：甲鱼1只约250g，枸杞10g，葱、姜、盐、料酒适量。将甲鱼宰杀，去内脏，洗净切块，用沸水烫一下，捞出备用；大葱洗净切段；姜切片备用。将甲鱼、枸杞子装入砂锅，加入葱、姜及适量清水，用微火炖15分钟，去掉葱姜，加入料酒、盐，再用微火炖至熟烂即可。吃肉喝汤。

【禁忌食药】忌食伤阴耗气、燥热生风之食药，如丁香、肉桂、大蒜、辣椒、附子等，油炸类食物也应少食。

二、中风（脑梗死恢复期）辨证施食方

（一）疾病概述

中风是中医学对急性脑血管疾病的统称，它是以突然昏仆、半身不遂、不省人事、口舌㖞斜、言语謇涩或不语、偏身麻木为主要临床表现的病症。根据脑髓神经受损程度的不同，有中经络、中脏腑之分，有相应的临床表现。现代医学之脑血管病（出血性或缺血性）均可参照本病辨证施食。

（二）辨证施食

1. 风痰瘀阻证

【证候要点】口眼歪斜，舌强语謇或失语，半身不遂，肢体麻木，舌暗紫，苔滑腻。

【食药调护原则】祛风化痰，通络开窍。

【常用食药】山楂、荸荠、黄瓜、天麻、防风、百合、杏仁。

【常用食药方】

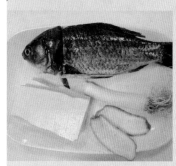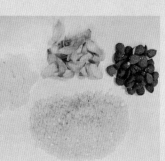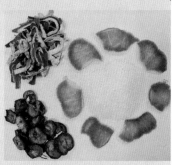

鱼头汤食材　　　　百合杏仁粥食材　　　　山楂二皮汤食材

①鱼头汤（自组方）：鲤鱼（青鱼或鲢鱼）鱼头500g，豆腐200g。鱼头去鳃洗净，加料酒、盐腌15分钟，加水适量，沸后打去浮沫，加姜、葱白煮30分钟，加豆腐煮10分钟，加少许鸡精调味，吃肉喝汤。

②百合杏仁粥（《四季养生与食疗》）：鲜百合50g（干品25g），甜杏仁10g，粳米50g，冰糖适量。粳米加水常法煮粥，鲜百合去皮，杏仁去皮，加入锅内煮烂后加入冰糖化开即可食用。

③山楂二皮汤（《常见病食疗手册》）：山楂20g，陈皮15g，冬瓜皮30g，白糖20g。将山楂洗净、切片，陈皮、冬瓜皮洗净备用。锅内加水适量，放入山楂片、陈皮、冬瓜皮，小火煮沸15~20分钟，去渣取汁，调入白糖。日服3次。

④天麻白术汤（《中医食疗学》）：见P31中风（脑梗死急性期）（中经

络）风痰阻络证。

【食药禁忌】忌食肥甘厚味、油腻、发物、温热类食药，如肥肉、羊肉、牛肉、狗肉、附子、红参、鹿茸等。

2. 气虚血瘀证

【证候要点】肢体偏枯不用，肢软无力，面色萎黄。舌质淡紫或有瘀斑，苔薄白。

【食药调护原则】益气活血通络。

【常用食药】山楂、大枣、枸杞、羊肉、牛肉、鸡肉、黄芪、人参。

【常用食药方】

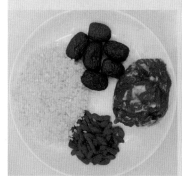 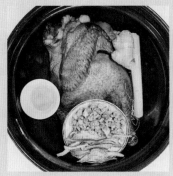 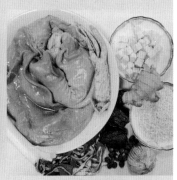

大枣滋补粥食材　　　　　　归参炖母鸡食材　　　　　　人参猪肚食材

①大枣滋补粥（自组方）：大枣6枚，枸杞5g，瘦肉末50g，粳米100g。将粳米淘洗干净，加入大枣煮粥，待粥熟前10分钟，搅入瘦肉末，入枸杞，加盐适量，即可食用。

②归参炖母鸡（《乾坤生意》）：将母鸡去毛及内脏，腹腔内置当归15g，党参15g，葱、姜、黄酒、食盐适量，将鸡入砂锅加水炖烂，吃肉喝汤，每日1次。

③人参猪肚（《良药佳馔》）：人参10g，甜杏仁10g，茯苓15g，红枣12g，陈皮1片，糯米100g，猪肚1具，花椒7粒，姜1块，独头蒜4个，葱1根，调料适量。人参洗净，置旺火上煨30分钟，切片留汤。把药及糯米、花椒、白胡椒同装纱布袋内放入猪肚内，加料酒、盐、姜、葱、蒜，上屉旺火蒸2小时，至猪肚熟烂时取出，饮汤吃猪肚及糯米饭。每周服1～2次。

④黄芪粥（《食物疗法》）：见P32中风（脑梗死急性期）（中经络）气虚血瘀证。

【禁忌食药】参见P32中风（脑梗死急性期）（中经络）气虚血瘀证。

3. 肝肾亏虚证

【证候要点】半身不遂，患肢僵硬，拘挛变形，舌强不语，或偏瘫，肢体肌肉萎缩，舌红脉细，或舌淡红。

【食药调护原则】滋养肝肾。

【常用食药】黑豆、枸杞、桑葚、山药、红枣、黄精、牛膝。

【常用食药方】

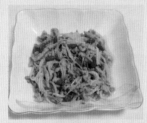

枸杞肉丝

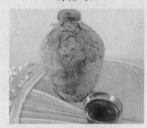

加味大豆酒

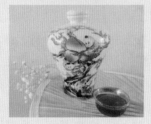

延寿酒

①百合莲子薏苡仁粥（自组方）：粳米100g，薏苡仁50g，莲子50g，干百合50g，蜂蜜适量。薏苡仁洗净泡发1晚，干百合洗净泡发，粳米洗净浸泡30分钟，莲子洗净。将薏苡仁、粳米入锅，加入适量水煮沸20分钟，后加入莲子和百合再煮30分钟左右，加入适量蜂蜜即可。

②枸杞肉丝（《中国药膳学》）：猪瘦肉250g，枸杞50g，熟青笋50g，猪油、食盐、白糖、料酒、麻油、干淀粉、酱油适量。肉切丝，枸杞洗净待用，锅烧热，入猪油适量，将肉丝、笋丝同时下锅划散，烹入酒，加调料，入枸杞子、湿淀粉，淋入麻油即可。

③延寿酒（《中藏经》）：黄精、天冬各30g，松叶15g，枸杞子20g，白酒1000g。将药材切小块，松叶切节，入酒内泡20天左右即可。每次20～30mL，日服1次。

④加味大豆酒（《中医食疗学》）：地黄50g，低度酒2500mL，黑豆500g炒熟，乘豆热入酒中，密封7日。每日酌量饮用。

【禁忌食药】忌食油腻厚味、辛辣、温热食药，如高汤、肥肉、辣椒、丁香、干姜、牛肉、羊肉、猪头肉等。

三、眩晕病（原发性高血压）辨证施食方

（一）疾病概述

眩晕是以头昏、眼花为主要临床表现的一类病症。眩指眼花，视物不清，两眼发

黑；晕指头晕，视物旋转，站立不稳，不能站立，两者常同时并见，故统称眩晕。或伴有恶心、呕吐、汗出、面色苍白等症。轻者闭目可止，重者如坐车船，旋转不定。现代医学中的高血压、低血压、低血糖、贫血、美尼尔氏综合征等兼有上述表现者均可参照本病辨证施食。

（二）辨证施食

1. 肾气亏虚证

【证候要点】腰脊酸痛（外伤性除外），胫酸膝软、足跟痛，耳鸣或耳聋，心悸气短、发脱或齿摇，夜尿频、尿后有余沥或失禁。舌淡苔白、脉沉细弱。

【食药调护原则】补益肾气。

【常用食药】黑芝麻、黑豆、甲鱼、枸杞、三七、桑葚、核桃、牛膝。

【常用食药方】

①法制黑豆（《景岳全书》）：山茱萸、茯苓、当归、桑葚、熟地黄、补骨脂、菟丝子、旱莲草、五味子、枸杞子、地骨皮、黑芝麻各10g，分3次煎，去渣留汁，入黑豆500g（温水泡发），煎煮至药液干涸，再将黑豆炒干备用。日3次，每次10g，嚼食。

②红杞田七鸡（《中国药膳学》）：枸杞子125g，三七10g，母鸡1只，黄酒30mL，胡椒、盐、姜、葱白、味精适量。将枸杞洗净，三七4g研末备用、6g切成薄片，将枸杞、三七片、姜片、葱段塞于鸡腹内，鸡入砂锅，入清汤、胡椒、黄酒，三七粉撒于鸡胸脯肉上，上笼旺火蒸2小时。

③胡桃仁粥（《海上集验方》）：胡桃仁50g，粳米100g，胡桃仁切成米粒大小备用，粳米煮粥，粥熟前放入胡桃仁再煮片刻即可。每日1~2次，15天一个疗程。

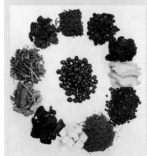 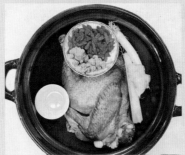 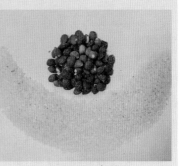

法制黑豆食材　　　　　　红杞田七鸡食材　　　　　　胡桃仁粥食材

【禁忌食药】忌食煎炸炙烤、辛辣烟酒、辛香走窜的食药，如油炸鱼、虾、花生等食品，以及麻辣条、辣椒、丁香、细辛等。

2. 痰瘀互结证

【证候要点】头重如裹，胸闷，呕吐痰涎，胸痛（刺痛，痛有定处或拒按），脉络瘀血，皮下瘀斑，肢体麻木或偏瘫，口淡食少。舌胖苔腻脉滑，或舌质紫暗有瘀斑瘀点、脉涩。

【食药调护原则】涤痰逐瘀，活血通络。

【常用食药】山楂、佛手、薏苡仁、桃仁、白术、枳实、红花。

【常用食药方】

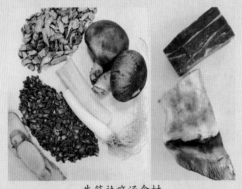

牛筋祛瘀汤食材

①荷叶粥（《中国益寿食谱》）：新鲜荷叶1张，粳米100g，冰糖适量。取粳米煮粥，待粥熟后加适量冰糖搅匀。趁热将荷叶撕碎覆盖粥面上，待粥呈淡绿色取出荷叶即可。

②牛筋祛瘀汤（《百病中医药膳疗法》）：牛蹄筋100g，当归尾15g，紫丹参20g，香菇10g，火腿15g，葱、姜、料酒、味精、盐适量。牛蹄筋温水洗净，用清水煮沸后，放入食用碱10g后再焖2分钟。捞出用热水洗去油污，待牛蹄筋发胀后切成段，入蒸碗，将当归、丹参入纱布袋放于周边，香菇、火腿摆其上面，放入生姜、葱白及调料，上笼蒸3小时左右，蹄筋烂熟即可。

③天麻白术汤（《中医食疗学》）：见P31中风（脑梗死急性期）（中经络）风痰阻络证。

【禁忌食药】忌食生冷、寒凉、油腻之药食，如苦瓜、鱼腥草、茼蒿、石膏、大黄、奶油、肥肉等。

3. 肝火亢盛证

【证候要点】眩晕，头痛，急躁易怒，面红，耳赤，口干，口苦，便秘，溲赤。舌红苔黄，脉弦数。

【食药调护原则】清泻肝火。

【常用食药】龙胆草、菊花、郁金、芹菜、薄荷、黄瓜、苦瓜、山楂、淡菜、紫菜。

【常用食药方】

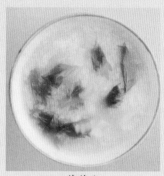
芹菜粥

①菊苗粥（《遵生八笺》）：取甘菊苗30g，粳米100g，冰糖适量。将甘菊所长嫩头丛生叶洗净，切碎，与粳米一同放锅内煮粥，粥熟加入适量冰糖。每日2次。

②芹菜粥（《长寿药粥谱》）：将芹菜50g连根洗净，切碎，与粳米一起煮粥，每日2次。

③绿豆衣茶（《中医食疗学》）：绿豆衣10g，洗净晾干，鲜桑叶50g，鲜荷叶50g，洗净，加水一起煎煮，代茶饮。

【禁忌食药】忌食辛辣、油腻、过咸、煎炸炙烤类食品，忌食温燥类药物，如腌生（腌猪头肉、猪大肠）、咸菜、腌肉、附子、生姜、大蒜、蒜苗等。

4. 阴虚阳亢证

【证候要点】腰酸，膝软，五心烦热，心悸，失眠，耳鸣，健忘。舌红少苔，脉弦细而数。

【食药调护原则】滋阴潜阳。

【常用食药】芹菜、萝卜、海带、雪梨、菊花、枸杞子、生地黄、猪肾、鳖肉、乌骨鸡、牛膝、桑葚。

【推荐食疗方】

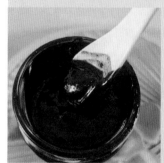
桑葚膏

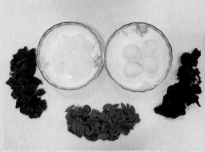
益寿鸽蛋汤食材

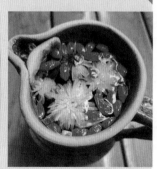
菊花茶

①桑葚膏（《本草衍义》）：鲜桑葚1000g，蜂蜜300g，桑葚水煎取汁，以文火继续熬至较黏稠时，兑入蜂蜜，收膏。每日2次，每次1汤匙。

②益寿鸽蛋汤（《四川中药志》）：枸杞子10g，龙眼肉10g，制黄精10g，鸽蛋4枚，冰糖30g。前3味药洗净切碎加750mL水同煮15分钟，将鸽蛋入锅内，

冰糖碎块同时下锅，煮至蛋熟即成。

　　③鳖鱼补肾汤（《补药和补品》）：鳖鱼1只，枸杞子30g，怀山药30g，女贞子15g，熟地黄15g。将鳖鱼去肠杂及头、爪洗净，与药同煮至肉熟，弃药调味。食肉饮汤。

　　④菊花茶（《实用药膳学》）：杭白菊6朵，枸杞3g，加入绿茶或单用沸水冲泡代茶饮。

【禁忌食药】忌食辛辣烟酒、动物内脏，油炸类食品及温热类药品，如辣子鸡、腌肉、公鸡肉、羊肉、狗肉、鸽肉、鳝鱼、桂圆等。

四、胸痹心痛病辨证施食方

（一）疾病概述

胸痹是以胸部闷痛，甚者胸痛彻背、喘息不得卧为主症的一种疾病，轻者仅感胸闷如窒，呼吸欠畅，重者则有胸痛，严重者心痛彻背、背痛彻心。常见于现代医学的冠状动脉粥样硬化性心脏病（心绞痛、心肌梗死）、心脏神经官能症等疾病均可参照本病辨证施食。

（二）辨证施食

1. 寒凝血瘀证

【证候要点】遇冷则疼痛发作，或闷痛，舌暗淡、苔白腻，脉滑涩。
【食药调护原则】辛温散寒、宣通心阳。
【常用食药】龙眼肉（桂圆）、羊肉、韭菜、荔枝、山楂、桃仁、薤白、干姜、大蒜。

【常用食药方】

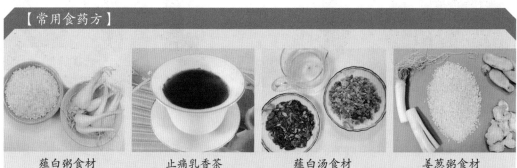

薤白粥食材　　　止痛乳香茶　　　薤白汤食材　　　姜葱粥食材

①薤白粥（《食医心镜》）：薤白10~15g（鲜者30~50g），粳米100g。二

者洗净共同煮粥食用。注意多食发热，不宜多服、久服。

②止痛乳香茶（《中国食疗大全》）：乳香、茶叶各等分，鹿血适量。将乳香、茶叶共研成细末，每次取3g，沸水冲泡，加鹿血服。

③薤白汤（《圣济总录》）：干薤白10g，瓜蒌仁10g，将干薤白和瓜蒌仁加入500mL水中煎汤。每日2次，5天一个疗程。

④姜葱粥（《临床食疗配方》）：干姜30g，高良姜30g，葱白50g，大米100g。将干姜、高良姜装入纱布袋中，加水500mL，与大米同煮粥，粥熟去药袋，加入葱白煮沸即可。

【禁忌食药】忌食生冷、寒凉之药食，如苦瓜、鱼腥草、茼蒿、石膏、大黄等。

2. 气滞血瘀证

【证候要点】胸闷胸痛，时痛时止，窜行左右，疼痛多与情绪因素有关，伴有胁胀、喜叹息，舌暗或紫暗，苔白，脉弦。

【食药调护原则】疏肝理气、活血通络。

【常用食药】山药、山楂、桃仁、木耳、佛手、柑、橙子、白萝卜、玫瑰花、代代花、荞麦等。

【常用食药方】

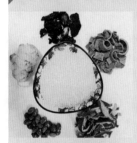 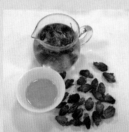 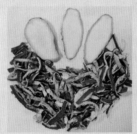 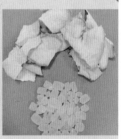

陈皮桃仁粥食材　　　玫瑰花茶　　　姜橘饮食材　　　佛手茶食材

①陈皮桃仁粥（《中医药膳学》）：陈皮10g，桃仁（去皮尖）21枚，生地黄30g，桂心（研末）3g，粳米100g，生姜3g。陈皮、生地黄、桃仁、生姜加米酒180mL共研，绞取汁备用。粳米煮粥，待熟时加入药汁，粥熟调入桂心末即食。温热服用。

②玫瑰花茶（《本草纲目拾遗》）：玫瑰花1～3g，沸水冲泡代茶饮。

③姜橘饮（《家庭食疗手册》）：生姜60g，橘皮30g。水煎取汁，代茶温饮。

④佛手茶（《本草再新》）：佛手5g，花茶3g，用沸水冲泡服用。

【禁忌食药】少食壅阻气机之品，如红薯、豆浆、牛奶、木瓜、五味子等。

3. 气虚血瘀证

【证候要点】胸闷、胸痛，动则尤甚，休息时减轻，乏力气短，心悸汗出，舌体胖有齿痕，舌质暗有瘀斑瘀点，苔薄白，脉弦或弦细涩。

【食药调护原则】益气活血。

【常用食药】鸡肉、牛肉、山药、木耳、大枣、薏苡仁、黄芪、党参、白术等。

【常用食药方】

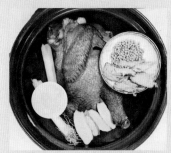
黄芪蒸鸡食材

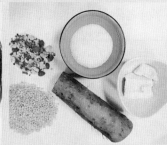
山药汤食材

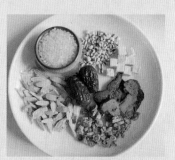
健脾益气粥食材

①海蜇煲猪蹄（自组方）：海蜇100g，猪蹄500g，黄酒、葱花、食盐、味精适量。海蜇泡发洗净切块，猪蹄沸水焯水后洗净，二者同入砂锅加适量黄酒、食盐，炖2～3小时，至猪蹄软烂，加入葱花吃肉喝汤。

②黄芪蒸鸡（《随园食单》）：嫩母鸡1只，黄芪30g，食盐、黄酒、葱、姜、胡椒适量。黄芪洗净，切为2mm厚的长片，塞入鸡腹。将鸡入砂锅，入调料，上蒸笼蒸2小时，熟后取出黄芪加胡椒调味。

③山药汤（《常用特色药膳技术指南（第一批）》）：山药480g，杏仁30g，粟米750g，酥油20g，白糖25g。山药洗净切片备用；粟米洗净，炒至干香备用；杏仁浸泡1～2小时后晾干，炒熟去皮尖，切碎备用。将山药、粟米、杏仁加水煮沸至稍稠，加白糖和酥油调匀即可。

④健脾益气粥（《常用特色药膳技术指南（第一批）》）：生黄芪10g，党参10g，茯苓6g，炒白术6g，薏苡仁10g，大米200g，大枣20g。将生黄芪、炒白术装入纱布包，加水浸泡40分钟备用；将党参、茯苓蒸软后切成颗粒备用；将薏苡仁浸泡软后煮30分钟；将大米、大枣放入浸泡药材包及薏苡仁煮后的大锅中，大火煮沸后文火煮2小时，取出药材包，加入党参、茯苓再煮片刻即可。

【禁忌食药】忌食寒凉、大热、大汗、泻下之食药，如生冷瓜果、藜蒿、苦瓜、麻黄、干姜等。

4.气阴两虚、心血瘀阻证

【证候要点】胸闷隐隐,时作时止,心悸气短,倦怠懒言,面色少华,头晕目眩,遇劳则甚,舌暗红少津,脉细弱或结代。

【食药调护原则】益气养阴、活血通络。

【常用食药】甲鱼、鸭肉、海参、木耳、山药、香菇、荸荠、银耳、桑葚、百合、莲子、藕汁等。

【推荐食疗方】

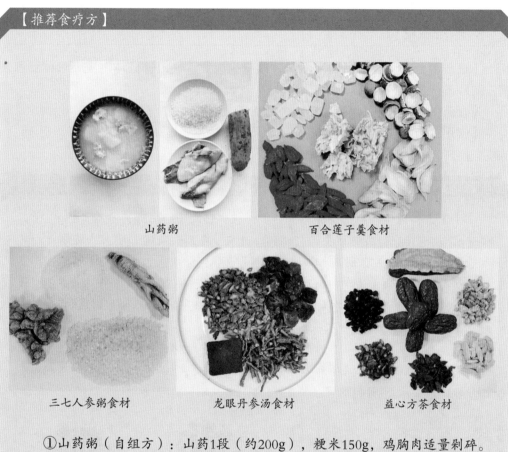

山药粥　　　　　　　　　　百合莲子羹食材

三七人参粥食材　　　　龙眼丹参汤食材　　　　益心方茶食材

①山药粥(自组方):山药1段(约200g),粳米150g,鸡胸肉适量剁碎。粳米淘洗浸泡30分钟,山药去皮切块,二者同入锅内煮粥,待粥将熟搅入鸡胸肉末,再煮5~10分钟,加入适量盐即可食用。

②百合莲子羹(自组方):银耳3朵,干莲子20g,干百合20g,冰糖100g,枸杞10g。银耳、莲子、百合用温水泡发2小时后洗净,银耳剪去根部,撕成小片;枸杞用清水洗净。把银耳、莲子放入砂锅煲,倒入清水,开大火煮开后盖上盖子转文火煲2.5小时,待银耳煮至浓稠,放入冰糖、倒入百合,再煮30分钟,最后放入枸杞再煮15分钟左右即可。

③三七人参粥(《中华食疗大全》):人参6g,三七3g切片,与粳米60g同置锅中煮粥,粥熟后放入白糖适量调味。每日2次,分早晚服。

④龙眼丹参汤(《中国药膳学》):龙眼肉30g,远志、丹参各15g,水煎,

加红糖适量调服。

⑤益心方茶（《奇效良方集成》）：党参、何首乌、丹参各15g，五味子4.5g，麦冬、山茱萸各9g，大枣6枚，上述药量加10倍，研成粗末，每次取50～60g，放入保温瓶中，20分钟后，去渣，分2～3次服。

【禁忌食药】参见P42胸痹心痛病气虚血瘀证。

5. 痰阻血瘀证

【证候要点】胸脘痞闷如窒而痛，或痛引肩背，气短，肢体沉重，形体肥胖多痰，纳呆恶心，舌暗苔浊腻，脉弦滑。

【食药调护原则】通阳泄浊，活血化瘀。

【常用食药】海参、海蜇、冬瓜、海带、白萝卜、扁豆、柚子、茯苓、薏苡仁、陈皮、桃仁、蘑菇等。

【常用食药方】

①薏苡仁桃仁粥（《圣济总录》）：桃仁15g，丹皮15g，冬瓜仁15g，薏苡仁50g，粳米100g，白糖适量。将桃仁、丹皮、冬瓜仁洗净，水煎去渣取汁，再入薏苡仁、粳米同煮，粥熟加入适量白糖即可。

②荷叶菖蒲饮（《中华临床药膳食疗学》）：延胡索10g置砂锅中，加水适量，煮沸后煎20分钟，再入荷叶10g、菖蒲20g，共煎15分钟，取汁200mL，加少许红糖调味，日服1剂，分次服用。

③瓜蒌枳实桂枝茶（《中医良药良方》）：炒枳实10g，瓜蒌15g，川桂枝9g，上药加至10倍量，共研粗末，每次取35g，放入保温瓶中，沸水冲入加盖焖20分钟，代茶饮，1日内饮完。

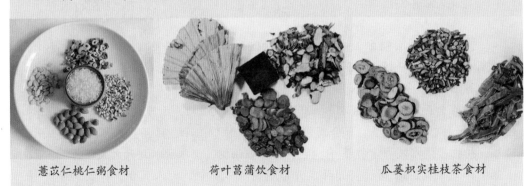

薏苡仁桃仁粥食材　　荷叶菖蒲饮食材　　瓜蒌枳实桂枝茶食材

【禁忌食药】参见P34中风（脑梗死恢复期）风痰瘀阻证。

6. 热毒血瘀证

【证候要点】胸痛发作频繁、加重，口苦口干，口气浊臭，烦热，大便秘结，舌紫暗或暗红，苔黄厚腻，脉弦滑或滑数。

【食药调护原则】清热解毒、活血化瘀。

【常用食药】百合、芹菜、菊花、苦瓜、绿豆、莲子心、马齿苋、藕、豆腐、黑木耳等。

【常用食药方】

①菊花决明子粥（《老偏方（杨建峰）》）：菊花10g，决明子15g，粳米50g，冰糖适量。将决明子放入砂锅炒至微香，取出，待冷却后与菊花煎煮，去渣取汁，放入粳米煮至粥熟，放入冰糖即可。

②绿豆汤（自组方）：绿豆250g，冰糖适量。绿豆泡发1小时，入锅加2倍水煮沸后文火煮2小时，待绿豆软烂加入冰糖即可。

③马齿苋藕汁饮（《中医食疗学》）：马齿苋、鲜藕适量，分别绞取汁液，等量混匀，每次服2汤匙，日2～3次。

④苦瓜豆腐汤（《膳食保健》）：苦瓜150g，猪瘦肉100g，豆腐400g，调料适量。猪瘦肉剁末，加料酒、酱油、麻油、淀粉腌制10分钟；苦瓜洗净切小丁；豆腐切小块。苦瓜入热油翻炒数下，倒入沸水，推入肉末、豆腐块煮熟，淀粉勾芡，加调料，入麻油起锅。

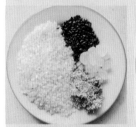 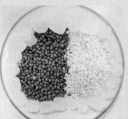 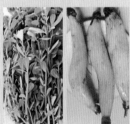 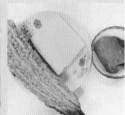

菊花决明子粥食材　　　绿豆汤食材　　　马齿苋藕汁饮食材　　　苦瓜豆腐汤食材

【禁忌食药】忌食辛辣、香燥、煎炸、温热、补益类食药，如油炸花生、炸排骨，辣椒、胡椒、大蒜、附子、人参、党参等。

五、心衰病（心力衰竭）辨证施食方

（一）疾病概述

心衰病是因心病日久，阳气虚衰，运血无力，或气滞血瘀，心脉不畅，血瘀水停而引起的以喘息心悸，不能平卧，咳吐痰涎，水肿少尿为主要表现的脱病类疾病。现代医学中的心力衰竭均可参照本病辨证施食。

（二）辨证施食（慢性稳定期）

1. 心肺气虚、血瘀饮停证

【证候要点】胸闷气喘，心悸，活动后诱发或加重，神疲乏力，咳嗽，咯白痰，面色苍白，或有紫绀。舌质淡或边有齿痕，或紫暗，有瘀点、瘀斑，脉沉细、虚数或涩、结代。

【食药调护原则】补益心肺、活血化瘀。

【常用食药】莲子、大枣、蜂蜜、花生、当归、黑豆、山楂、人参、百合、黄芪等。

【常用食药方】

①红糖银耳羹（自组方）：银耳3朵，莲子20g，枸杞子3g，大枣6枚撕碎。将银耳泡发2小时洗净，去老根撕碎，入锅煮2小时，加红糖、莲子、大枣再煮2小时，放入枸杞再煮10分钟即可。

②百合糯米粥（《良药佳馔》）：糯米100g，百合3g洗净，煮粥，粥熟加适量冰糖即可。

③白醋鲫鱼（《食医心鉴》）：鲫鱼1条，生姜10g，蒜10g，韭菜10g，白醋适量。将鲫鱼洗净煎黄，烹上酱油少许，加糖、黄酒适量，添水煨熟，收汁后，浇上姜、蒜、韭菜碎末和醋少许即可。

④人参粥（《食鉴本草》）：见P29中风（脑梗死急性期）（中脏腑）元气败脱证。

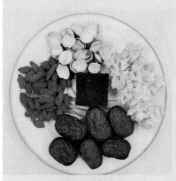 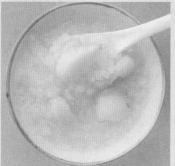 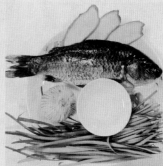

红糖银耳羹食材　　　　　百合糯米粥　　　　　白醋鲫鱼食材

【禁忌食药】忌食寒湿、油腻、辛辣厚味、温燥之品，如生冷凉拌食品、肥肉、高汤、辣椒、丁香、肉桂等。

2. 气阴两虚、心血瘀阻证

【证候要点】胸闷气喘，心悸，动则加重，乏力自汗，两颧泛红，口燥咽干，五心烦热，失眠多梦，或有紫绀。舌红少苔，或紫暗、有瘀点、瘀斑，脉沉细、虚数或涩、结代。

【食药调护原则】益气养阴、活血化瘀。

【常用食药】山药、银耳、百合、莲子、枸杞子、三七、山楂、丹参、番茄、茄子等。

【推荐食疗方】

①三七红枣鲫鱼汤（《中华养生药膳大典》）：三七10g，红枣15枚，陈皮5g，鲫鱼150g，将切碎的三七、红枣、陈皮和鲫鱼同入锅中，加水500mL，文火煮30分钟，加入精盐，淋入香油即可。

②龙眼丹参汤（《中国药膳学》）：见P43胸痹心痛病气阴两虚、心血瘀阻证。

③三七人参粥（《中华食疗大全》）：见P43胸痹心痛病气阴两虚、心血瘀阻证。

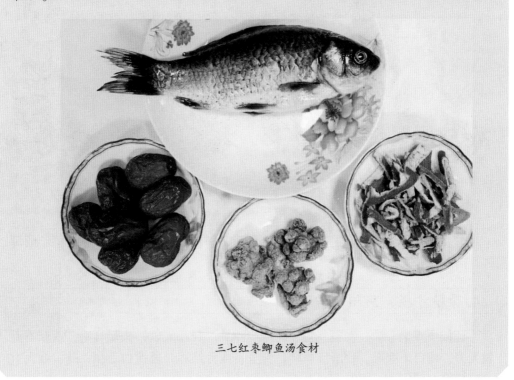

三七红枣鲫鱼汤食材

【禁忌食药】忌食辛辣、温燥、动火之食药，如辣椒、花椒、蒜苗、干姜、鹿茸等。

3. 阳气亏虚、血瘀水停证

【证候要点】胸闷气喘、心悸、咳嗽、咯稀白痰，肢冷、畏寒，尿少浮肿，自汗，汗出湿冷。舌质暗淡或绛紫，苔白腻，脉沉细或涩、结代。

【食药调护原则】益气温阳、化瘀利水。

【常用食药】海参、鸡肉、羊肉、核桃、胡桃、木耳、冬瓜、玉米须、黄芪、党参等。

【常用食药方】

①莲子山药米饭（自组方）：莲子100g，山药200g，粳米250g。将莲子泡发30分钟，山药去皮切小块，粳米洗净。三者同入电饭煲内拌匀，加适量水，煮至饭熟即可。

②补骨脂胡桃煎（《证类本草》）：补骨脂100g，胡桃肉200g，蜂蜜100g。将补骨脂酒拌，蒸熟，晒干，研末；胡桃肉捣为泥状；蜂蜜煮沸，加入补骨脂粉、胡桃肉泥和匀，收贮瓶内。每次服10g，日2次。

③桂枝甘草茶（《伤寒论》）：桂枝10g，生甘草10g，切碎，置保温杯中，用沸水冲泡，加盖焖15分钟，代茶饮。

④羊肉萝卜汤（《中国药膳辨证治疗学》）：羊肉100g，白萝卜300g，肉桂6g，生姜、芫荽、胡椒、食盐适量。将羊肉、萝卜切块同煮，羊肉熟后加入肉桂末及生姜等调料煮沸即成。

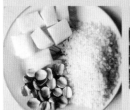 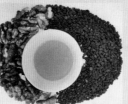 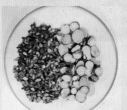 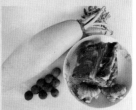

| 莲子山药米饭食材 | 补骨脂胡桃煎食材 | 桂枝甘草茶食材 | 羊肉萝卜汤食材 |

【禁忌食药】忌食生冷、寒凉、黏腻食药，如马齿苋、水芹菜、空心菜、茼蒿、莴苣、糯米、生地黄、石膏等。

4. 肾精亏损、阴阳两虚证

【证候要点】心悸，动辄气短，时尿少浮肿。腰膝酸软，头晕耳鸣，四肢不温，步履无力，或口干咽燥。舌淡红质胖，苔少，或舌红胖，苔薄白乏津，脉沉细无力或数，或结代。

【食药调护原则】填精化气、益阴通阳。

【常用食药】芝麻、黑豆、枸杞、鹌鹑、鸽肉、桑葚、山药、冬虫夏草、羊肉等。

【常用食药方】

①山药鸡蛋羹（自组方）：山药50g去皮切碎，鸡蛋2个调匀，加入适量温水，将切碎的山药调入蛋液中，加适量猪油、食盐，上蒸笼蒸15分钟。

②冬虫夏草鸭（《本草纲目拾遗》）：雄鸭1只，去毛及内脏洗净，冬虫夏草5～10枚，食盐、葱、姜调料适量，共置锅中，加水大火烧开小火煨至熟烂即可。

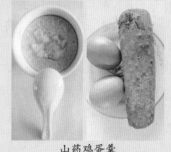

山药鸡蛋羹

③雀儿药粥（《太平圣惠方》）：雀儿10枚（剥去皮毛及内脏，剁碎），菟丝子30g，覆盆子30g，五味子30g，枸杞子30g，粳米60g，酒60mL。菟丝子酒浸3日，晒干，捣为末；覆盆子、五味子、枸杞子捣为末。将雀肉以酒炒，加水3大杯，放入米煮粥，粥熟前下药末，搅匀，入五味调匀，再煮片刻即可。

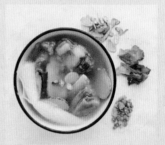

当归羊肉羹

④当归羊肉羹（《济生方》）：当归25g，黄芪25g，党参25g，羊肉500g，葱、姜、黄酒、味精、食盐各适量。将当归、黄芪、党参装入布袋内扎好口，与羊肉一同放入砂锅内，加生姜、食盐、黄酒及水，武火煮沸文火煨烂，加入葱、味精调味，吃肉喝汤。日服1～2次，连服2～3周。

【禁忌食药】忌食辛辣、寒凉食药，如马齿苋、水芹菜、空心菜、茼蒿、辣椒、大蒜、丁香、生地黄、石膏等。

（三）辨证施食（急性加重期）

1. 阳虚水泛证

【证候要点】喘促气急，痰涎上涌，咳嗽，吐粉红色泡沫样痰，口唇青紫，汗出肢冷，烦躁不安，舌质暗红，苔白腻，脉细促。

【食药调护原则】温阳利水、泻肺平喘。

【常用食药】牛鞭、海参、羊肉、冬瓜、人参、薤白、大枣、白果、瓜蒌仁、牛肉、鸽子肉、韭菜、香菜、核桃、花生、龙眼（桂圆）、胡椒、枸杞等。

【常用食药方】

①人参薤白粥（《圣济总录》）：人参10g，薤白6g，鸡蛋1个，粳米100g。将人参单煮，取汁备用；鸡蛋入碗中调匀，粳米煮粥，粥熟前放入鸡蛋、薤白、人参汁，再煮片刻即可。

②葶苈大枣汤（《医宗金鉴》）：葶苈子10g，大枣20枚。将葶苈子炒黄研末，大枣加水煎煮取400mL，去枣，入葶苈子末煮至200mL。顿服。

③海参粥（《老老恒言》）：海参30g，粳米100g，姜、葱、盐适量。海参泡发洗净，入沸水焯一下捞出切片，与粳米一同煮粥，粥熟后放入葱、姜、盐调味。

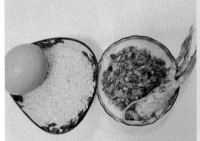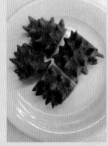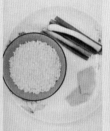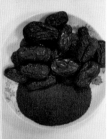

人参薤白粥食材　　　　　　　　海参粥食材　　　　　　葶苈大枣汤食材

【禁忌食药】参见P48心衰病（心力衰竭）阳气亏虚、血瘀水停证。

2. 阳虚喘脱证

【证候要点】面色晦暗，喘悸不休，烦躁不安，或额汗如油，四肢厥冷，尿少肢肿，面色苍白，舌淡苔白，脉微细欲绝或疾数无力。

【食药调护原则】扶阳固脱。

【常用食药】红参、蛤蚧、五味子、冬虫夏草、附子、干姜、鸡肉、羊肉、牛肉。

【常用食药方】

①四逆加人参汤（《伤寒论》）：附子15g，干姜25g，人参15g，炙甘草30g。上四味以水三升（600mL），煮取一升二合（240mL），去渣，温服。

②人参胡桃汤（《济生方》）：人参5g，胡桃肉10g，放碗内加水浸泡40分钟，将碗置于锅中隔水炖1小时。食用时喝汤吃胡桃肉、人参。

③蛤蚧粥（《四季饮食疗法》）：成年蛤蚧1只，全党参30g，糯米50g，米酒、蜂蜜适量。蛤蚧涂上米酒和蜂蜜，置瓦片上炙熟。全党参洗净、炙干，与蛤蚧共研末，再加适量蜂蜜调匀压成饼；煮糯米稀粥至8成熟，加入蛤蚧党参饼搅化，继续煮至粥熟即可食用。每日早晚温服，可连续服1个月。

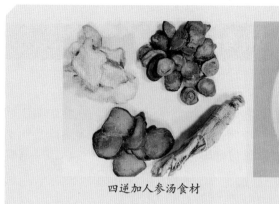
四逆加人参汤食材

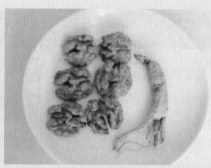
人参胡桃汤食材

【禁忌食药】忌食生冷、寒凉、耗气类食药，如马齿苋、水芹菜、空心菜、萝卜、石膏、大黄等。

3. 痰浊壅肺证

【证候要点】咳喘痰多，或发热形寒，倚息不得平卧，心悸气短，胸闷，动则尤甚，尿少肢肿，或颈脉显露。舌淡或略青，苔白腻，脉沉或弦滑。

【食药调护原则】宣肺化痰平喘。

【常用食药】陈皮、橘皮、莱菔子、杏仁、贝母、薏苡仁、茯苓、瓜蒌仁、雪梨、山药等。

【常用食药方】

①橘皮薏苡仁粥（自组方）：橘皮9g，薏苡仁30g，竹茹9g，粳米100g，红糖适量。先把陈皮、竹茹用布包好，加水煎去渣取汁，用药汁与薏苡仁、粳米煮粥，待粥将成时，加入红糖调味。每日1次，10天1疗程。

②茯苓饼（《本草纲目》）：茯苓细粉30g，米粉100g，白糖30g。将茯苓细粉、米粉、白糖加水调成糊状，蒸或煎成饼。作早餐食用。10天1疗程。

③陈皮米仁饮（《简单便方》）：橘皮9g，薏苡仁30g，红糖适量。将薏苡仁洗净布包，加水400mL，与橘皮同煎去渣，服食前加入红糖。每日1剂，10天1疗程。

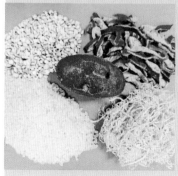
橘皮薏苡仁粥食材

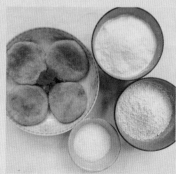
茯苓饼

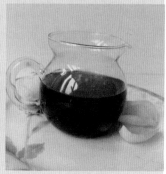
陈皮米仁饮

六、喘病（慢性阻塞性肺疾病急性发作期）辨证施食方

（一）疾病概述

喘病是以呼吸困难，甚至张口抬肩，鼻翼煽动，不能平卧为特征的病症。喘证是一个独立的病症，但也可见于多种急、慢性疾病过程中。现代医学之肺炎、喘息性支气管炎、慢性阻塞性肺疾病、肺源性心脏病等以呼吸困难为主要表现的疾病均可参照本病辨证施食。

（二）辨证施食

1. 外寒内饮证

【证候要点】受凉后出现头痛、身痛，发热畏寒，咳嗽，气急，喉中痰声漉漉，痰色白清稀，胸闷气憋。舌质淡，苔薄白，脉滑或弦紧。

【食药调护原则】疏风散寒，宣肺止咳。

【常用食药】紫苏、生姜、杏仁、桂枝、红糖、葱白、淡豆豉、防风。

【常用食药方】

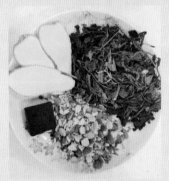

苏杏汤食材

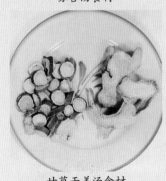

甘草干姜汤食材

①紫苏粥（《圣济总录》）：粳米100 g，紫苏叶15g，红糖适量。以粳米煮稀粥，粥成入紫苏叶稍煮，加入红糖搅匀。温热服。

②白果煲鸡（自组方）：鸡半只，白果30g（剥皮去芯），生姜2片，红枣6颗。鸡块洗净，焯去血水。将鸡块放砂锅，加适量水煮沸半小时后加入白果和红枣，继续煲1～2小时。出锅前加入盐调味。

③苏杏汤（《中医食疗学》）：紫苏、杏仁各10g，捣成泥，生姜10g切片，共煎取汁去渣，调入红糖再稍煮片刻，令其溶化。日分3次饮用。

④甘草干姜汤（《中医食疗学》）：甘草10g，干姜5～10g，共煎取汁，日分3次饮用。

⑤防风粥（《千金方》）：见P31中风（脑梗死急性期）（中经络）风痰阻络证。

【禁忌食药】忌食肥甘厚味、过甜、过咸、黏腻难消化的食物，如肥肉、油汤、

甜品、腌肉、芋头、生地黄、熟地黄等食药。

2. 风热犯肺证

【证候要点】发热，恶风或恶热，头痛、肢体酸痛，咳嗽咽痛，气急，痰黄质稠，舌质红，苔薄白或黄，脉滑或脉浮数。

【食药调护原则】疏风清热、宣肺化痰。

【常用食药】桑叶、菊花、梨、杏仁、藕、薄荷、鱼腥草。

【常用食药方】

①金银花茶（自组方）：金银花5g，以沸水冲泡，代茶频饮。

②桑菊杏仁饮（《中医食疗学》）：桑叶、菊花、杏仁各10g，共煎取汁，再调入白糖。酌量代茶饮。

③杏梨饮（《中医食疗学》）：杏仁10g，去皮尖，除去杂质洗净，梨去皮、核，切片；冰糖锤成屑。将三者放入锅内，加水煮30分钟即可，随时饮用。

④甘蔗鲜梨饮（《民间食疗》）：甘蔗500g，梨2个。甘蔗去皮洗净切小段，梨去皮核，剖成4块，加水600mL，煮30分钟，去渣取汁代茶饮。

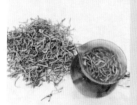 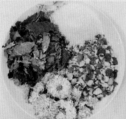 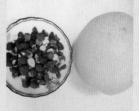 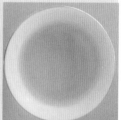

| 金银花茶 | 桑菊杏仁饮食材 | 杏梨饮食材 | 甘蔗鲜梨饮 |

【禁忌食药】忌食辛辣香燥、油炸、温热、滋补类食药，如黄芪、党参、人参、附子、干姜、油炸排骨、辣子鸡、牛肉等。

3. 痰浊壅肺证

【证候要点】咳嗽喘息，咯吐痰涎，量多色灰白，心胸憋闷，气短，不得平卧，脘痞纳少。苔白腻，脉弦滑。

【食药调护原则】清肺化痰、理气止咳。

【常用食药】薏苡仁、橘皮、山药、茯苓、杏仁、贝母、莱菔子。

【常用食药方】

①雪梨银耳百合汤（自组方）：银耳、百合各50g，枸杞适量，雪梨1个，冰

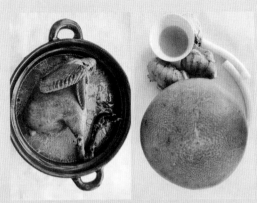

柚子炖鸡

糖适量。将雪梨洗净，去皮、去核，切成小块备用。银耳泡发半小时后，洗净撕成小朵；百合、枸杞洗净待用。在锅中倒入清水，放银耳，大火烧开，转小火将银耳炖烂，放入百合、枸杞、雪梨、冰糖，炖至梨熟即可。

②半夏山药粥（《中医食疗学》）：怀山药30g研末，生半夏30g，煎煮40分钟取汁一大碗，去渣，调入山药末，再煮数沸，酌加白糖调匀，空腹食，日1~2次。

③柚子炖鸡（《本草纲目》）：柚子1个，雄鸡1只，生姜、葱、食盐、味精、料酒等适量。柚子去皮留肉，将柚子肉装入鸡腹内，放入砂锅中，加入葱、姜、料酒、食盐、适量水。隔水炖熟即可。

④橘红糕（《中医食疗学》）：橘红10g，研末，与白糖20g和匀为馅，米粉500g以水少许润湿，放蒸屉布上蒸熟，压实，切为夹心米糕食用。

【禁忌食药】参见P53喘病（慢性阻塞性肺疾病急性发作期）风热犯肺证。

4.肺气郁闭证

【证候要点】常因情志刺激而诱发，发时突然呼吸短促，息粗气憋，胸闷，咽中如窒，但喉中痰鸣不甚，或无痰声。平素多忧思抑郁，失眠、心悸。苔薄，脉弦。

【食药调护原则】开郁宣肺，降气平喘。

【常用食药】柚子、萝卜、玫瑰花、百合、山楂、佛手、木香、生姜、柑橘、柠檬。

【推荐食疗方】

①杏仁粥（《食医心鉴》）：去皮甜杏仁10g（研成泥状），粳米50g，白糖适量。粳米洗净浸泡30分钟后煮粥，粥熟前10分钟加入杏仁泥煮至熟透，搅入适量白糖，温服，每日2次，早晚服用。

②萝卜生姜汁（自组方）：鲜萝卜250g，生姜15g。将萝卜、生姜洗净，萝卜连皮，生姜刮皮，两者均切碎捣烂，用干净纱布绞汁，将上汁分次慢慢咽服。注意脾胃虚寒者不宜服用。不与人参、地黄、首乌等补药同时服用。

③佛手柑粥（《宦游日札》）：佛手柑15g，粳米60g，冰糖适量。将佛手柑洗净加水500mL，煎煮2分钟，去渣取汁，再加入粳米及冰糖，文火熬粥。

④橘皮粥（《调疾饮食辩》）：橘皮20g，粳米60g。橘皮煎汁去渣，与粳米共煮为米粥。

⑤玫瑰花茶（《本草纲目拾遗》）：见P41胸痹心痛病气滞血瘀证。

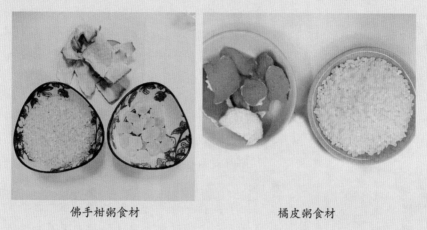

佛手柑粥食材　　　　　　　橘皮粥食材

【禁忌食药】忌食壅滞气机、黏滞的食药，如生地黄、熟地黄、麦冬、天冬、阿胶、鳖甲、芋头、肥肉、羊肉等。

七、胃脘痛（慢性胃炎）辨证施食方

（一）疾病概述

胃脘痛，亦称"胃痛"，指上腹部近心窝处发生疼痛为主症者，可呈持续性或阵发性发作，常因寒热、饮食失调、内伤情志、气滞血瘀致胃失和降而引起。常伴纳呆、嗳气、反酸、腹胀、胁痛、大便不调等症，甚者可见吐血、黑便、猝腹痛等。现代医学中的急慢性胃炎、胃和十二指肠溃疡、胃痉挛及功能性消化不良等疾病以上腹胃脘部疼痛为主要症状者，均可参照本病辨证施食。

（二）辨证施食

1. 肝胃气滞证

【证候要点】胃脘胀满或胀痛，胁肋胀痛，症状因情绪因素诱发或加重，嗳气频作，胸闷不舒。舌苔薄白，脉弦。

【食药调护原则】疏肝理气。

【常用食药】香橼、佛手、山楂、桃仁、山药、萝卜、生姜、小茴香、枳壳、金橘等。

【常用食药方】

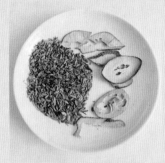

小茴香枳壳散食材

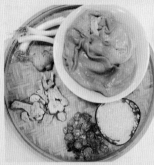

白术猪肚粥食材

①金橘山药粟米粥（自组方）：鲜山药100g，金橘90g，粟米50g，白糖适量。将金橘洗净切片，山药去皮切丁。将山药丁、金橘片与淘洗干净的粟米一同入锅，加适量水，大火煮开，小火熬煮成稀粥，加入适量白糖即可。

②小茴香枳壳散（《食疗本草学》）：小茴香30g，枳壳15g。二者微炒，研末，每次6g，以温开水送服。

③白术猪肚粥（《圣济总录》）：白术30g，槟榔10g，生姜10g，猪肚1个，粳米100g，葱白3茎（切细），盐少许。将猪肚洗净，药粗捣后纳入猪肚缝口，水煮猪肚熟，取汁将粳米及葱白共入汁中煮粥，熟时加入适量盐，空腹食用。

④玫瑰花茶（《本草纲目拾遗》）：见P41胸痹心痛病气滞血瘀证。

【禁忌食药】忌食壅阻气机的食药，如土豆、红薯、南瓜及油腻滋补食药。

2.肝胃郁热证

【证候要点】胃脘不适或灼痛，心烦易怒，嘈杂反酸，口干口苦，大便干燥，舌质红苔黄，脉弦或弦数。

【食药调护原则】疏肝清热。

【常用食药】栀子、杏仁、薏苡仁、莲子、菊花、西瓜、黄瓜等。

【常用食药方】

①菊花饮（《慈幼新书》）：生地黄1钱5分，当归1钱，柴胡1钱，花粉1钱，黄连1钱，天冬1钱，麦冬1钱，菊花2钱，甘草5分。上述煮药水煎服代茶饮。

②佛手菊花茶（《中华临床药膳食疗学》）：佛手10g，菊花10g，水煎，去渣取汁，加入适量白糖饮用。

③凉拌二瓜（《中医食疗学》）：黄瓜、西瓜皮适量。黄瓜洗净切条、西瓜皮去翠衣切成条，加盐、味精调料腌制10分钟，淋上麻油即可。

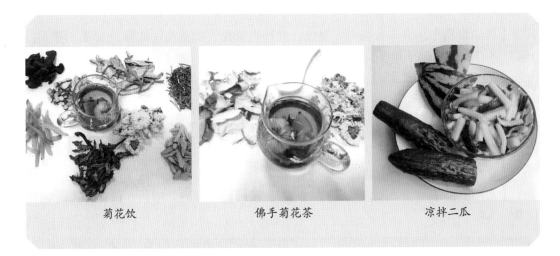

菊花饮　　　　　　　　佛手菊花茶　　　　　　　凉拌二瓜

【禁忌食药】忌食辛辣香燥、油炸、温热、滋补类食药，如黄芪、党参、人参、附子、干姜、油炸排骨、辣子鸡、牛肉、羊肉等。

3.脾胃湿热证

【证候要点】脘腹痞满，食少纳呆，口干口苦，身重困倦，小便短黄，恶心欲呕。舌质红，苔黄腻，脉滑或数。

【食药调护原则】清热化湿和胃。

【常用食药】荸荠、百合、马齿苋、赤小豆、苦瓜、茵陈。

【常用食药方】

①赤豆粥（《本草纲目》）：赤豆50g，粳米100g。先将赤豆淘净入锅，加水煮熟，然后加入淘洗干净的粳米，煮至米熟成粥。

②茵陈粥（《粥谱》）：茵陈45g，粳米50g，白糖适量。先水煎茵陈，去渣取汁，再入粳米煮粥，加白糖即可食用。

③薏苡仁香砂饮（《中医食疗学》）：薏苡仁3g，藿香10g，砂仁4g，茵陈20g，黄连3g，甘草3g。加水煎煮15分钟，去渣取汁。早晚各服1次。

④薏苡仁粥（《本草纲目》）：薏苡仁、粳米各50g，分别用清水浸泡，洗净加水煮粥。

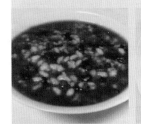
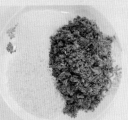
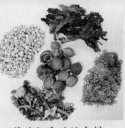
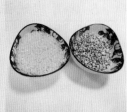

赤豆粥　　　　　茵陈粥食材　　　　薏苡仁香砂饮食材　　　薏苡仁粥食材

【禁忌食药】忌食辛辣香燥、温热、滋补类食药，如黄芪、党参、人参、附子、干姜、油炸食品、辣子鸡、牛肉、羊肉、狗肉、油汤等。

4. 脾胃气虚证

【证候要点】胃脘胀满或胃痛隐隐，餐后明显，饮食不慎后易加重或发作，纳呆，疲倦乏力，少气懒言，四肢不温，大便溏薄。舌淡或有齿印，苔薄白，脉沉弱。

【食药调护原则】补中健胃。

【常用食药】鸡蛋、瘦肉、羊肉、大枣、桂圆、白扁豆、山药、茯苓、黄芪、炙甘草、饴糖。

【常用食药方】

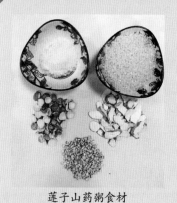

莲子山药粥食材

①莲子山药粥（自组方）：莲子50g，怀山药30g，粳米50g，薏苡仁30g，白糖30g。莲子（去心）、怀山药、粳米先浸泡2小时，将莲子、怀山药、粳米、薏苡仁放入电子瓦煲煲1.5小时，待熟前再加入白糖稍煮片刻即可。

②四君蒸鸭（《百病饮食自疗》）：嫩鸭1只，党参30g，白术15g，茯苓20g，调料适量。将鸭洗净去嘴、足，入沸水滚一遍捞起，将党参、白术、茯苓切片，放入双层纱布袋，置入鸭腹。将鸭置蒸碗内，加入姜、葱、绍酒、鲜汤适量上蒸笼蒸3小时，取出药包，加精盐、味精食用。

③健脾益气粥（《常用特色药膳技术指南（第一批）》）：见P42胸痹心痛病气虚血瘀证。

④黄芪蒸鸡（《随园食单》）：见P42胸痹心痛病气虚血瘀证。

【禁忌食药】忌食生冷、寒凉、滋腻食药，如生冷瓜果、冷饮、苦瓜、鱼腥草、马齿苋、油汤、肥肉、天冬、麦冬等。

5. 脾胃虚寒证

【证候要点】胃痛隐隐，绵绵不休，喜温喜按，劳累或受凉后发作或加重，泛吐清水，神疲纳呆，四肢倦怠，手足不温，大便溏薄。舌淡苔白，脉虚弱。

【食药调护原则】温中健脾。

【常用食药】猪肚、鱼肉、羊肉、鸡肉、桂圆、大枣、莲子、生姜、黄芪。

【常用食药方】

①桂圆糯米粥（自组方）：糯米100g，桂圆肉15g。将糯米淘净入锅，加水1000mL，旺火煮沸，转文火熬粥。待粥半熟时加入桂圆肉搅匀，继续煮15分钟即可。

②姜枣饮（《百病饮食自疗》）：干姜50～100g，红枣10枚，饴糖30g。干姜、红枣共煎取汁，调入饴糖稍煮。

③高良姜粥（《饮膳正要》）：高良姜15g，粳米50g。先煎良姜，去渣取汁，后下米煮粥，空腹食用。

④黄芪建中汤加减（《疾病的食疗与验方》）：炙黄芪20g，桂枝6g，白芍12g，甘草6g，瓦楞子15g，饴糖2～3匙。先煎瓦楞子，后入余药，煎好取汁，放入饴糖融化。日服1剂。

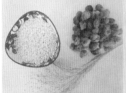 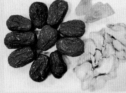 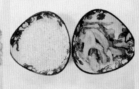 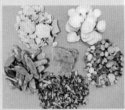

桂圆糯米粥食材　　姜枣饮食材　　高良姜粥食材　　黄芪建中汤加减食材

【禁忌食药】忌食生冷、寒凉、滋腻食药，如生冷瓜果、冷饮、苦瓜、鱼腥草、马齿苋、油汤、肥肉、大黄、蒲公英等。

6. 胃阴不足证

【证候要点】胃脘灼热或疼痛，胃中嘈杂，似饥而不欲食，口干舌燥，大便干结。舌红少津或有裂纹，苔少或无，脉细或数。

【食药调护原则】健脾和胃。

【常用食药】蛋类、莲子、山药、白扁豆、百合、大枣、薏苡仁、枸杞。

【常用食药方】

①山药百合大枣粥（自组方）：山药90g，百合40g，大枣15枚，粳米100g。山药去皮切块，鲜百合洗净待用。将粳米洗净与山药同入锅煮40分钟，加百合、大枣再煮20分钟即可。

②山药枸杞薏苡仁粥（自组方）：山药300g，枸杞5g，薏苡仁50g，粳米100g，将薏苡仁先泡1晚，山药去皮切块。将粳米、薏苡仁入锅加水煮30分钟，加入山药再煮20分钟，入枸杞及少许食盐再煮10分钟即可。

③桑葚醪（《本草纲目》）：桑葚1000g，糯米500g。鲜桑葚洗净捣汁，再

与糯米共煮做成糯米干饭，待冷，加酒曲拌匀，发酵成酒醪。

④葡萄藕蜜膏（《太平圣惠方》）：生地黄200g，葡萄汁250g，鲜藕汁250g，蜂蜜500g。生地黄洗净，加水适量泡发后煎煮，每20分钟取汁1次，共取3次，将药汁浓缩至黏稠加入葡萄汁和鲜藕汁，浓缩后加入蜂蜜，熬成膏状，冷却装瓶。每次1汤匙。

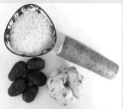
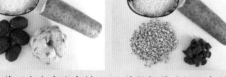
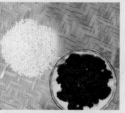
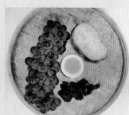

| 山药百合大枣粥食材 | 山药枸杞薏苡仁粥食材 | 桑葚醪食材 | 葡萄藕蜜膏食材 |

【禁忌食药】忌食油炸食物、牛肉、羊肉、狗肉、酒类等助火温热之品，忌附子、红参、丁香、肉桂等温热的药物。

7. 胃络瘀阻证

【证候要点】胃脘痞满或痛有定处，胃痛拒按，黑便，面黄暗滞。舌质暗红或有瘀斑、瘀点，脉弦涩。

【食药调护原则】活血祛瘀。

【常用食药】桃仁、山楂、大枣、赤小豆、生姜、茄子、山慈菇。

【常用食药方】

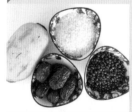
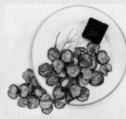
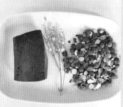
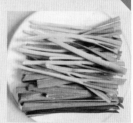

| 大枣赤豆莲藕粥食材 | 山楂红糖饮食材 | 桃仁牛血羹食材 | 鲜韭菜汁食材 |

①大枣赤豆莲藕粥（自组方）：红枣50g，红豆30g，莲藕1段，粳米100g。红豆泡1晚，红枣、粳米洗净，莲藕去皮改刀切小块。将红豆、粳米、莲藕一同入电炖锅煮粥，待熟烂时加入少许冰糖调味即可。

②山楂红糖饮（朱震亨方）：山楂10枚，红糖适量。山楂洗净去核打碎，放入锅中加水煮20分钟，调红糖食用。

③桃仁牛血羹（《饮食疗法》）：桃仁12g，鲜牛血（已凝固）200g，盐少许。桃仁去皮、尖，研细，与牛血加水500mL煲汤，调入盐食用。

④鲜韭菜汁（《食疗本草学》）：韭菜500g，洗净捣碎，绞取汁液。每次50～100mL。日3次。

【禁忌食药】忌食生冷性寒之物，忌粗糙、坚硬、油炸、厚味之品，如生冷瓜果、较硬的肉块、粗纤维蔬菜（如芹菜）等。

八、肾风（IgA肾病）辨证施食方

（一）疾病概述

肾风，中医病名。肾受风邪所致的疾患，以面部浮肿、腰痛、色黑为主证，现代医学中的急慢性肾炎属本病范畴。IgA肾病好发于青少年男性，症状复杂多样，主要以血尿、蛋白尿、高血压及肾功能损害为主，起病隐匿，常表现为无症状性血尿，伴或不伴有泡沫尿（蛋白尿），往往在体检时发现。急慢性肾炎表现为上述诸症者均可参照本病辨证施食。

（二）辨证施食

1. 气阴两虚证

【证候要点】主症：微量泡沫尿（尿蛋白定量小于1.0g/24小时）或兼有少量异形红细胞尿。次症：腰酸、乏力、口干、目涩、手足心热，眼睑或足跗浮肿，夜尿多。脉细或兼微数，苔薄、舌红，舌体胖，舌边有齿痕。肾病理改变（可参考）功能健全的肾单位数目减少和足细胞受损。

【食药调护原则】益气养阴。

【常用食药】莲子、红枣、山药、木耳、人参、甲鱼、银耳。

【常用食药方】

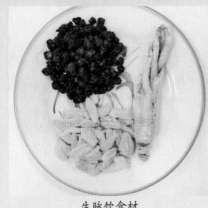
生脉饮食材

①生脉饮（《备急千金要方》）：人参15g，麦门冬15g，五味子10g。水煎、取汁，不拘时间温服。

②清蒸人参元鱼（《滋补保健药膳食谱》）：活元鱼1只，人参3g，火腿、姜各10g，食用油、冬笋、香菇、葱各15g，黄酒15mL，清汤750mL，调料适量。人参切片用白酒浸泡，制成人参白酒液约6mL，拣出人参片备用；鲜活元鱼（甲鱼）宰杀后，

去内脏，剁去爪，洗净黑皮，然后剁成3cm见方的块；沸水锅内加少量葱、姜、黄酒，放入元鱼烫去腥味，捞出冲洗干净，沥干水；将火腿片、香菇片、冬笋片铺于碗底，元鱼块置于中央，再放上剩余的菜品，加入调料、人参白酒液，上屉武火蒸1.5小时，至肉熟烂时取出。

③玉米须黄芪汤（《药膳 汤膳 粥膳》）：玉米须、糯稻根各30g，黄芪25g，炒糯米20g。将玉米须、糯稻根、黄芪分别洗净，与炒糯米一同入锅，加水适量，煎煮，去渣取汁温服。

【禁忌食药】忌食生冷、辛辣、油腻、过咸之品，如生冷瓜果、油汤、肥肉、腌制品；忌用损伤肾功能的中药，如关木通、马兜铃以及抗肿瘤药、氨基糖苷类抗生素、非甾体类抗炎药物等。

2. 脉络瘀阻证

【证候要点】主症：持续性镜下异形红细胞尿。次症：腰部刺痛，或久病（反复迁延不愈病程1年以上）；皮肤赤红缕，蟹爪纹路，肌肤甲错。脉涩，或有瘀点、瘀斑，或舌下脉络瘀滞。肾病理改变（可参考）：肾微小血管（血流）损伤的表现。

【食药调护原则】活血散结、补气行气。

【常用食药】山楂、香菇、大蒜、姜、桃仁、益母草、鸭、丝瓜。

【常用食药方】

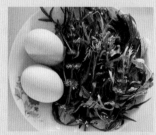
益母草煮鸡蛋食材

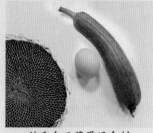
丝瓜向日葵蛋汤食材

①益母草煮鸡蛋（《食疗药膳学》）：益母草30～60g，鸡蛋2个。鸡蛋洗净，与益母草加水同煮，熟后剥去蛋壳，入药液中复煮片刻，吃蛋饮汤。

②丝瓜向日葵蛋汤（《药膳 汤膳 粥膳》）：老丝瓜1根，向日葵盘1个，鸡蛋1个。丝瓜、向日葵盘加1000mL水，用文火煎至400mL，打入鸡蛋成汤，吃蛋饮汤。

③野鸭大蒜汤（《药膳 汤膳 粥膳》）：野鸭1只，大蒜50g。将野鸭去毛及肠杂，洗净，将大蒜放入鸭腹内缝合，入锅，加水适量，武火煮沸，文火炖至鸭肉熟烂，加入盐等调料即可。

④山药汤（《常用特色药膳技术指南（第一批）》）：见P42胸痹心痛病气虚血瘀证。

【禁忌食药】参见P61肾风（IgA肾病）气阴两虚证。

3. 风湿内扰证

【证候要点】主症：尿多泡沫（尿蛋白定量大于1.0g/24小时）或兼有异形红细胞尿。次症：水肿，腰痛，困重，头身、肌肉及肢节酸楚，皮肤瘙痒，恶风。脉弦或弦细或沉，苔薄腻。肾病理改变（可参考）：肾固有细胞增生及炎细胞浸润，新月体形成、祥坏死。

【食药调护原则】祛风除湿。

【常用食药】薏苡仁、冬瓜、茯苓、丝瓜、苦瓜、鲫鱼、赤小豆。

【常用食药方】

①丝瓜鲫鱼汤（《中医食疗学》）：鲫鱼1条，丝瓜250g。丝瓜去皮切段备用，鲫鱼洗净两面煎黄去剩油，加盐和适量水，小火炖至汤呈奶白色，入丝瓜段，煮至丝瓜熟即可。

②薏苡仁二豆粥（《中医食疗学》）：薏苡仁、赤小豆、绿豆各50g。将以上3味洗净入锅，加适量水，小火煮至粥成即可。

③凉拌莴苣（《中医食疗学》）：莴苣适量去皮，切成段，入开水锅中焯一下，加盐、味精、麻油拌匀即可。

④葫芦双皮汤（《药膳 汤膳 粥膳》）：葫芦壳50g，冬瓜皮、西瓜皮各30g，红枣10g。将以上4味洗净，一同放入锅中，加水400mL，煎至150mL，去渣即可。

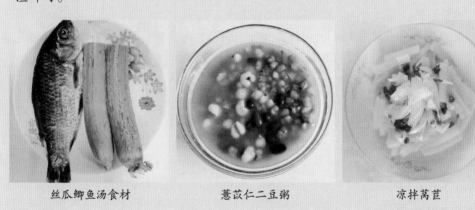

丝瓜鲫鱼汤食材　　　　　薏苡仁二豆粥　　　　　凉拌莴苣

【禁忌食药】忌食辛辣、燥热、油腻厚味及黏腻的食物，如辣椒、肉桂、桂圆、芋头等；忌用损伤肾功能的中药，如关木通、马兜铃以及抗肿瘤药、氨基糖甙类抗生素、非甾体类抗炎药物等。

九、消渴病（2型糖尿病）辨证施食方

（一）疾病概述

消渴是由于先天禀赋不足、饮食不节、情志失调、劳倦内伤等导致阴虚内热，表现以多饮、多食、多尿、乏力、消瘦或尿有甜味为主要症状的病症。现代医学中的糖尿病，其他具有多尿、烦渴的临床特点，与消渴病有某些相似之处的疾病或症状，如尿崩症等，可参照本病辨证施食。

（二）辨证施食

1. 肝胃郁热证

【证候要点】脘腹痞满，胸胁胀闷，面色红赤，形体偏胖，腹部胀大，心烦易怒，口干口苦，大便干，小便色黄，舌质红，苔黄，脉弦数。

【食药调护原则】开郁清热。

【常用食药】苦瓜、黄瓜、丝瓜、芹菜、莲子、银耳、冬瓜。

【常用食药方】

①苦瓜山药烧豆腐（自组方）：苦瓜100g，山药100g，豆腐100g，植物油、葱、生姜、精盐各适量。将苦瓜洗净去瓤、切片；山药去皮洗净、切片；将炒锅置于火上，加入植物油适量烧热，放入山药片先炒，再放入苦瓜片；最后放豆腐、精盐、葱、生姜烧熟。

②丝瓜炒蘑菇（自组方）：丝瓜200g，蘑菇100g，油盐适量。丝瓜去皮切成3cm长的条，放入加少量盐的清水中浸泡5分钟，捞出；蘑菇洗净，用手撕成细丝；锅里放油，烧至7成热，放入丝瓜翻炒2分钟，放入蘑菇，继续翻炒；加盐，鸡精，翻炒2分钟，起锅。

③冬瓜皮西瓜皮汤（《中医养生学》）：冬瓜皮、西瓜皮各50g，天花粉15g。加水适量煎煮30分钟服用。

④竹茹饮（《圣济总录》）：竹茹30g，乌梅6g，甘草3g，洗净加水煎煮，取汁代茶饮。

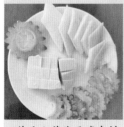
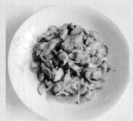
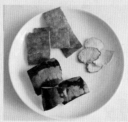
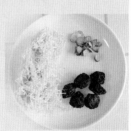

苦瓜山药烧豆腐食材　　　丝瓜炒蘑菇　　　冬瓜皮西瓜皮汤食材　　　竹茹饮食材

【禁忌食药】忌食温热、香燥、油炸、含糖量高的食物，高脂肪、高胆固醇的食物也应少食。瓜果如荔枝、桂圆、香蕉、菠萝等含糖高的应少食，中药如甘草、胖大海、人参、鹿茸等禁用。

2. 胃肠实热证

【证候要点】脘腹胀满，痞塞不适，大便秘结，口干口苦，或有口臭，或咽痛，或牙龈出血，口渴喜冷饮，饮水量多，多食易饥，舌红，边有瘀斑，舌下脉络青紫，苔黄，脉滑数。

【食药调护原则】清利湿热。

【常用食药】芦荟、马齿苋、苦瓜、冬瓜、荞麦、燕麦片。

【常用食药方】

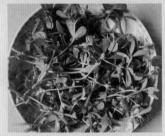

凉拌马齿苋食材

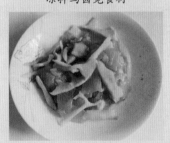

冬瓜炒竹笋

①凉拌马齿苋（自组方）：马齿苋300g，盐、酱油、醋、辣椒油、辣椒（红、尖、干）、香油、味精各适量。马齿苋摘成段，洗净；锅内加水、少许盐和油，水开后放入马齿苋焯水，色呈碧绿即可捞出；用清水多次洗净黏液，沥干水分，放入大碗中；将蒜瓣捣成蒜泥，浇在马齿苋上，放入生抽、盐、醋、酱油、味精、辣椒油拌匀即成。

②冬瓜炒竹笋（自组方）：冬瓜200g，冬笋200g，姜、酱油、食盐适量。冬瓜、冬笋、姜切片，笋片先焯水，然后油烧热，下姜片，将笋片和冬瓜片一起放入锅中翻炒，加入少许高汤煮软，加酱油，翻炒片刻，出锅。

③马齿苋藕汁饮（《中医食疗学》）：见P45胸痹心痛病热毒血瘀证。

④苦瓜豆腐汤（《膳食保健》）：见P45胸痹心痛病热毒血瘀证。

【禁忌食药】参见P64消渴病（2型糖尿病）肝胃郁热证。

3. 脾虚胃热证

【证候要点】心下痞满，胀闷呕恶，呃逆，纳呆，便溏，或肠鸣下利，或虚烦不眠，或头晕心悸，或痰多，舌淡胖，舌下络脉瘀阻，苔白腻，脉弦滑无力。

【食药调护原则】补脾清胃热。

【常用食药】山药、粟米、高粱、菠菜、赤小豆、鱼肉。

【常用食药方】

①山药芡实瘦肉汤（自组方）：山药250g，芡实30g，瘦肉200g。芡实提前浸泡3小时，山药洗净切块，共入锅加水煮沸，加入瘦猪肉片文火煲1小时，加盐调味。

②参麦养胃饮（《中医食疗学》）：沙参15g，麦冬10g，石斛10g，乌梅10g，苦瓜10g，佛手6g。加水煎煮半小时，去渣取汁。早晚各1次。

③白扁豆粥（《延年秘旨》）：白扁豆60g，粳米100g，洗净加水煮粥。

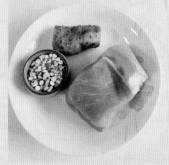　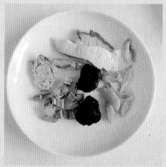　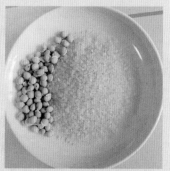

山药芡实瘦肉汤食材　　　　参麦养胃饮食材　　　　白扁豆粥食材

【禁忌食药】忌食温热、香燥、油炸、含糖量高的食物，高脂肪、高胆固醇的食物也应少食。瓜果如荔枝、桂圆、香蕉、菠萝等含糖高的应少食，中药如甘草、附子、鹿茸等禁用。

4. 上热下寒证

【证候要点】心烦口苦，胃脘灼热，痞满不痛，或干呕呕吐，肠鸣下利，手足及下肢冷甚，舌红，苔黄根部腐腻，舌下络脉瘀阻，脉弦滑。

【食药调护原则】清上温下。

【常用食药】白萝卜、狗肉、党参、鲜芦根、天花粉、枸杞。

【常用食药方】

①白萝卜汁（《食医心镜》）：白萝卜1000g。把白萝卜洗净切碎放入搅拌机，加入适量纯净水或凉白开水，榨汁，纱布过滤。每日3次，每次饮40mL。

②枸杞粳米粥（《中医养生学》）：枸杞20g，粳米100g煮粥。

③天花粉粥（《药粥疗法》）：瓜蒌根15～20g（鲜品用30～60g，天花粉用10～15g），粳米100g。将瓜蒌根洗净，切片煎煮取汁，粳米加水沸后调入药汁，或粥待熟加入天花粉再煮片刻，每日1～2次服用。

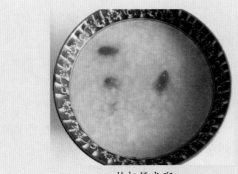
枸杞粳米粥

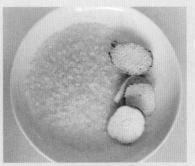
天花粉粥食材

【禁忌食药】忌食温热、香燥、油炸、含糖量高的食物，高脂肪、高胆固醇的食物也应少食。瓜果如荔枝、桂圆、香蕉、菠萝等含糖高的应少食，同时中药如大黄、石膏、甘草、胖大海、人参、鹿茸等禁用。

5. 阴虚火旺证

【证候要点】五心烦热，急躁易怒，口干口渴，渴喜冷饮，易饥多食，时时汗出，少寐多梦，溲赤便秘，舌红赤，少苔，脉虚细数。

【食药调护原则】滋阴降火。

【常用食药】甲鱼、老鸭、莲子、银耳、枸杞、桑葚、冬虫夏草。

【常用食药方】

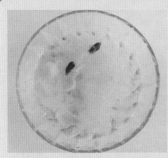
银耳莲子百合饮

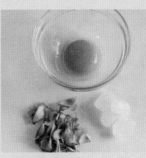
百合鸡蛋汤食材

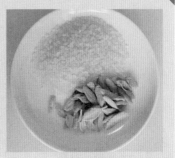
麦冬粥食材

①银耳莲子百合饮（自组方）：银耳1朵，莲子50g，百合25g，枸杞少许。银耳、莲子和百合用水泡发，银耳撕小朵。汤锅中添半锅水，水开后放入银耳、莲子先炖2小时，加百合、枸杞再煮1小时，将银耳煮成有黏稠感即可。

②冬虫夏草粥（《中国药粥谱》）：冬虫夏草10g，瘦猪肉薄片50g，小米100g。将冬虫夏草与小米、肉片同时放入锅内，加水煮至粥熟。

③百合鸡蛋汤（《本草再新》）：百合100g，加水3碗，煎煮至2碗，鸡蛋去蛋白，倒入百合中搅匀，加冰糖稍煮。每日1次。

④麦冬粥（《食鉴本草》）：麦冬20g，粳米100g。先将麦冬煎煮取汁，再与粳米一同煮粥。每日1次。

⑤菊花茶（《实用药膳学》）：见P40眩晕病（原发性高血压）阴虚阳亢证。

【禁忌食药】忌食温热、香燥、油炸、含糖量高的食物，高脂肪、高胆固醇的食物也应少食。瓜果如荔枝、桂圆、香蕉、菠萝等含糖高的应少食，人参、鹿茸、附子、丁香等热温性药物禁用。

6.气阴两虚证

【证候要点】消瘦，倦怠乏力，气短懒言，易汗出，胸闷憋气，脘腹胀满，腰膝酸软，便溏，口干口苦，舌淡体胖，苔薄白干或少苔，脉虚细无力。

【食药调护原则】益气养阴。

【常用食药】瘦肉、蛋类、鱼肉、山药、黄芪、莲子、牛乳。

【常用食药方】

①皮蛋瘦肉粥（自组方）：皮蛋1个，里脊肉100g，糯米150g，姜丝、胡椒、鸡精、盐适量。糯米提前泡1小时，瘦肉、皮蛋切丁；将提前泡制的糯米放入锅中，煮沸后改小火熬半小时，再放入姜丝、适量盐、鸡精，然后放入切好的皮蛋和肉片，再煮5分钟即可。

②黄芪山药羹（《遵生八笺》）：黄芪30g洗净打粉，山药60g洗净切片，二者同煮成粥，日服2次。

③猪脊羹（《三阴极一病症方论》）：猪脊骨1000g洗净剁碎，红枣150g洗净掰开，莲子100g去心打碎，甘草10g、木香3g洗净润透切片。用纱布将木香、甘草包好，与脊骨、红枣、莲子同时入锅，炖3小时后，捞出药包，喝汤吃肉。

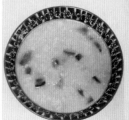 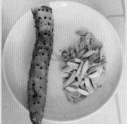 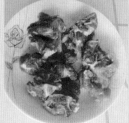

皮蛋瘦肉粥　　黄芪山药羹食材　　猪脊羹食材

【禁忌食药】忌食耗气伤阴、寒凉、泻下、发散的食药，如萝卜、水芹菜、石膏、菊花、麻黄、鱼腥草、马齿苋等，忌食甜食，少食高糖水果，如荔枝、桂圆、香蕉、菠萝等。

7. 阴阳两虚证

【证候要点】小便频数，夜尿增多，浑浊如脂如膏，五心烦热，口干咽燥，畏寒肢冷，面色苍白，神疲乏力，腰膝酸软，脘腹胀满，食纳不香，五更泄泻，舌淡体胖，苔白而干，脉沉细无力。

【食药调护原则】温益肾阳、补肾滋阴。

【常用食药】牛肉、羊肉、砂仁、韭菜、干姜、黑豆、黑芝麻。

【常用食药方】

①韭菜炒虾仁（家常菜）：虾仁300g，嫩韭菜150g，酱油、盐、味精、料酒、葱、姜、高汤适量。将虾肉洗净，韭菜择洗干净，沥干水分，切成2cm长的段；葱姜切丝。炒锅上火，放花生油烧热，下葱、姜丝炝锅，炸出香味后放入虾仁煸炒2～3分钟，烹料酒，加酱油、盐、高汤稍炒，放入韭菜，急火炒4～5分钟，淋入香油，加味精炒匀，盛入盘中即成。

②香菇木耳汤（家常菜）：香菇50g，水发木耳100g，白萝卜100g，鸡蛋1个。木耳、香菇、大萝卜洗净切丝，入锅煮熟，撒入蛋花，放入适量的盐、鸡精、少许的白胡椒粉和香油调味即可。

③五味枸杞饮（《摄生众妙方》）：五味子、枸杞子、冰糖各50g。五味子置纱布袋，与枸杞加水1000mL，煮取800mL，加入冰糖，代茶饮。

④滋膵饮（《医学衷中参西录》）：黄芪30g，山药30g，生地黄15g，山茱萸15g，一同水煎，取汁，后入猪胰子，煮熟后，加盐少许，分次饮汤吃肉。

⑤海参粥（《老老恒言》）：见P49心衰病（心力衰竭）阳虚水泛证。

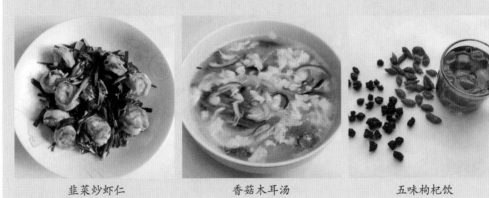

韭菜炒虾仁　　　　　香菇木耳汤　　　　　五味枸杞饮

【禁忌食药】偏阳虚者忌食生冷性寒食药，如梨、柚子、西瓜、芹菜、茼蒿、鱼腥草、石膏、枇杷、大黄等；偏阴虚者忌食辛辣温燥的食药，如荔枝、龙眼、红毛丹、椰子肉、金橘、樱桃、红枣、香菜、辣椒、韭菜、南瓜、蒜苗、蒜薹、大蒜、大葱、生姜等。

十、肺癌辨证施食方

（一）疾病概述

肺癌是原发于支气管黏膜和肺泡壁的恶性肿瘤，是由于正气内虚、邪毒外侵引起的，以痰浊内聚，气滞血瘀，蕴结于肺，以致肺失宣发与肃降为基本病机，以咳嗽、咯血、胸痛、发热、气急为主要临床表现的一种恶性疾病。属于中医学"肺积""痞癖""咳嗽""咯血""胸痛"等范畴。

（二）辨证施食

1.肺脾气虚证

【证候要点】久咳痰稀，胸闷气短，神疲乏力，腹胀纳呆，浮肿便溏。舌质淡苔薄，边有齿痕。

【食药调护原则】补脾益肺。

【常用食药】糯米、山药、鸡肉、牛肉、人参、猪肺、胡桃肉、杏仁。

【常用食药方】

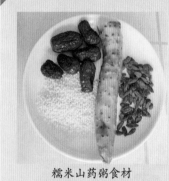

糯米山药粥食材

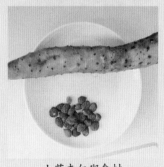

山药杏仁粥食材

①糯米山药粥（自组方）：糯米100g，红枣10粒，山药300g，枸杞子2大匙。糯米洗净，红枣泡软，同入锅中，加水6杯，小火煮粥；山药去皮切丁，粥将熟时放入山药同煮至熟，并加适量糖调味。加入洗净的枸杞，煮沸关火。

②山药杏仁粥（《中医食疗学》）：山药500g，切片煮熟，晒干碾为粉；粟米250g炒香，磨成细粉；杏仁100g炒熟，去皮尖，切碎为末，将三者混匀，食用时取混合粉放入适量酥油，每次10g煮粥。

③人参胡桃汤（《济生方》）：见P50心衰病（心力衰竭）阳虚喘脱证。

④人参粥（《食鉴本草》）：见P29中风（脑梗死急性期）（中脏腑）元气败脱证。

【禁忌食药】忌食生冷寒凉的药食，如梨、山楂、甜菜、枸杞、鸭肉、牡蛎肉、甲鱼、螺蛳、蚌肉等。

2.肺阴虚证

【证候要点】咳嗽气短，干咳痰少，潮热盗汗，五心烦热，口干口渴。舌赤少苔，或舌体瘦小、苔薄。

【食药调护原则】养阴润肺。

【常用食药】玉竹、沙参、麦冬、老鸭、藕、百合、杏仁。

【常用食药方】

①核桃雪梨汤（自组方）：核桃仁30g，雪梨半个，冰糖适量。核桃仁捣碎，梨洗净去皮、去核。将核桃仁、梨放入锅中，加清水煎煮30分钟，调入冰糖稍煮即可。

②玉参焖鸭（《中医食疗学》）：老鸭去毛及内脏，放入砂锅，加玉竹、沙参，加水适量，武火烧沸，文火焖煮1小时以上，待鸭肉炖烂，放入调料。吃肉喝汤。

③沙参百合饮（《中医食疗学》）：沙参10g，百合15g，共煎取汁。缓缓饮用。

④秋梨膏（《医学从众录》）：秋梨3200g，麦冬32g，款冬花24g，百合32g，贝母32g，冰糖640g。梨切碎榨取汁，梨渣加水再煎煮1次，过滤取汁，二汁合并备用。将药物加10倍水煎煮1小时，滤出药液，再加6倍水煎煮30分钟，滤出药液，二药液混合。将药液与梨汁混合浓缩至稀流膏时，加入冰糖，熬成膏状。冷却装瓶，每次10~15mL。

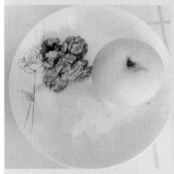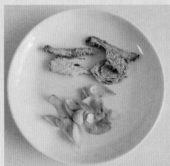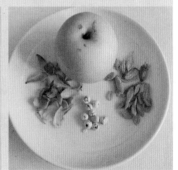

核桃雪梨汤食材　　　　　　沙参百合饮食材　　　　　　秋梨膏食材

【禁忌食药】忌食温热、油腻、辛辣香燥刺激性食药，如辣椒、荔枝、肉桂、胡椒、大蒜、韭菜、羊肉、生姜、花椒、小茴香、龙眼肉（桂圆）、炒花生、红参、鹿茸等。

3.气滞血瘀证

【证候要点】咳嗽气短而不爽，气促胸闷，心胸刺痛或胀痛，痞块疼痛拒按，唇暗。舌紫暗或有瘀斑、苔薄。

【食药调护原则】行气活血、化瘀。

【常用食药】山楂、桃仁、芹菜、白萝卜、生姜、柑橘、大蒜、茴香、桂皮、丁香。

【常用食药方】

①玫瑰露酒（《全国中药成药处方集》）：鲜玫瑰花3500g，冰糖2000g，白酒15L。玫瑰花与冰糖同浸酒中，密封月余即可。每次10～30mL，每日2次。

②桃仁粥（《太平圣惠方》）：桃仁（去皮尖）21枚，生地黄30g，桂心（研末）3g，粳米100g，生姜3g。生地黄、桃仁、生姜三味加米酒180mL共研，绞取汁备用。粳米煮粥，再加入药汁，煮熟调入桂心末。每日1剂，空腹食用。

③山楂粥（《中医食疗学》）：山楂20g，粳米60g，红糖适量。将山楂洗净，与粳米一起入锅，加适量水，小火煮成稠粥，红糖调味。

④白萝卜丝汤（家常菜）：见P31中风（脑梗死急性期）（中经络）痰热腑实证。

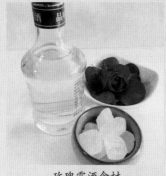 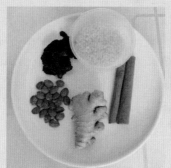 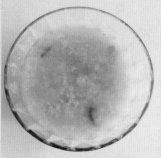

玫瑰露酒食材　　　桃仁粥食材　　　山楂粥

【禁忌食药】寒凉生冷之品，如冰镇饮料、冰激凌、螃蟹、西瓜、蒲公英、马齿苋；肥甘厚腻、高脂肪、高胆固醇的食物，如奶油蛋糕、炸糕；腌制品，如咸菜、腌肉、腌禽蛋等。

4. 痰热阻肺证

【证候要点】痰多咳重，痰黄黏稠，气憋胸闷，发热。舌质红，苔黄腻或黄。

【食药调护原则】清肺化痰。

【常用食药】梨、白萝卜、荸荠、海带、菠菜、贝母、冬瓜、杏仁、石膏、桔梗、陈皮。

【常用食药方】

①炝拌荸荠海带丝（自组方）：荸荠50g，海带40g，葱段、姜片、盐、味精适量。海带洗净切细丝，开水焯烫5分钟，焯烫时可在水里放少许醋，捞出后过冷水沥干备用；荸荠切丝。将海带丝、荸荠丝、葱丝放入盆中，加入香菜段、适量盐、醋，炝上热香油，拌匀即可。

②罗汉果蒸川贝（《食疗与养生》）：罗汉果1个，敲破，川贝母10g，捣碎。同放入瓷碗中，加水200mL，盖好盖隔水蒸熟。分1～2次服。

③贝母粥（《资生经》）：粳米100g煮粥，将熟时加入川贝母粉5～10g，适量冰糖，煮沸即可食用。

④萝卜杏仁猪肺汤（《百病食疗》）：白萝卜500g，杏仁15g，猪肺250g，生姜10g，盐、蒜、大葱、胡椒、酱油、味精适量。猪肺洗净入沸水烫去血水，切成块备用，白萝卜切片，生姜切碎，二味同猪肺块一起在食油热锅中煸炒，加适量水，烧沸后入杏仁，文火炖熟烂，加入调料即可。

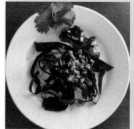
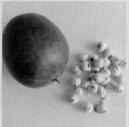
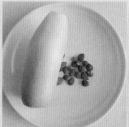

炝拌荸荠海带丝　　　罗汉果蒸川贝食材　　　　萝卜杏仁猪肺汤食材

【禁忌食药】忌食温热、香燥、油腻、辛辣、刺激性食药，如辣椒、胡椒、红参、鹿茸、枸杞、荔枝、桂圆、鲤鱼、炸烤类等。

5. 气阴两虚证

【证候要点】咳嗽有痰或无痰，神疲乏力，汗出气短，午后潮热，手足心热，时有心悸。舌质红苔薄，或舌质胖有齿痕。

【食药调护原则】益气养阴。

【常用食药】莲子、桂圆、瘦肉、蛋类、山药、鱼肉、海参。

【常用食药方】

①桂圆山药羹（自组方）：山药100g，桂圆肉15g，荔枝3～5个。冰糖适量。山药去皮切碎；桂圆肉洗净；荔枝去壳去核。将山药、桂圆肉、荔枝肉加水同煮。至山药熟烂时，加入冰糖即可。

②人参银耳汤（《中国药膳辨证治疗学》）：人参5g，银耳10g，冰糖10g。

银耳泡发，人参切片，与冰糖同时入锅，加水适量，小火煎煮2小时以上即可。

③人参粳米粥（《食鉴本草》）：白参末3g，冰糖10g，粳米100g，粳米洗净加水适量，煮熟，加入白参末、冰糖，再煮2～3分钟即可。

④洋参莲肉汤（《中国药膳辨证治疗学》）：西洋参6g切片，莲子15g，与冰糖一起置入锅中，加水适量，小火煎煮至莲子熟烂即可。

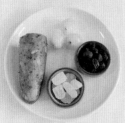

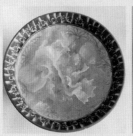
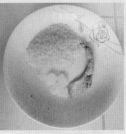
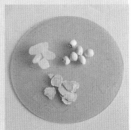

| 桂圆山药羹食材 | 人参银耳汤 | 人参粳米粥食材 | 洋参莲肉汤食材 |

【禁忌食药】忌食辛辣、生冷、破气、耗气伤阴的食药，如辣椒、花椒、大蒜、羊肉、狗肉、鸽肉以及佛手、元胡、大蓟、青皮等。

十一、项痹病（神经根型颈椎病）辨证施食方

（一）疾病概述

项痹病是由于肝肾亏损，筋骨衰退，加之慢性积累性劳损，致使气血亏虚，筋骨失养，或风寒湿邪侵袭，痹阻经脉，气滞血瘀而成，属"痹症"范畴。现代医学中的颈椎病可参照本病辨证施食。

（二）辨证施食

1. 风寒痹阻证

【证候要点】颈、肩、上肢窜痛麻木，以痛为主，头有沉重感，颈部僵硬，活动不利，恶寒畏风。舌淡红，苔薄白，脉弦紧。

【食药调护原则】祛风散寒。

【常用食药】大豆、羊肉、狗肉、花椒、胡椒、川芎、羌活、鳝鱼、当归、红枣。

【常用食药方】

①鳝鱼汤（《中国饮食保健学》）：鳝鱼200g，生姜3片，葱白2段，黄酒2匙。将鳝鱼洗净后取肉切丝，和生姜、葱白、黄酒共入锅中，加水适量炖汤，调

味佐膳服用。每日1剂，连用5～7日为1疗程。

②当归红枣煲羊肉（自组方）：羊肉500g，当归20g，红枣20g，桂圆肉10g，枸杞10g，姜适量。羊排洗净切块，放入沸水中焯一下，撇去浮沫。姜去皮，红枣去核，当归、桂圆肉、枸杞用水泡洗干净。把所有处理好的材料放进汤锅中，注入适量清水，大火煮开转中小火煮1.5～2小时，加入适量食盐即可。

③威灵仙酒（《中药大辞典》）：威灵仙500g，白酒1500mL。威灵仙切碎，加入白酒，入锅内隔水炖半小时，过滤后备用。每次10～20mL，日3～4次。

④祛风湿药酒（《中医食疗学》）：乌梢蛇100g，杜仲、牛膝、川芎、当归、僵蚕、威灵仙、生黄芪、五加皮各20g，钟乳石、生薏苡仁、生地黄各30g，桂枝10g。钟乳石敲碎，棉布包上药共入黄酒1500mL浸泡，密封2周后即成。每次20mL温服，每日2次。

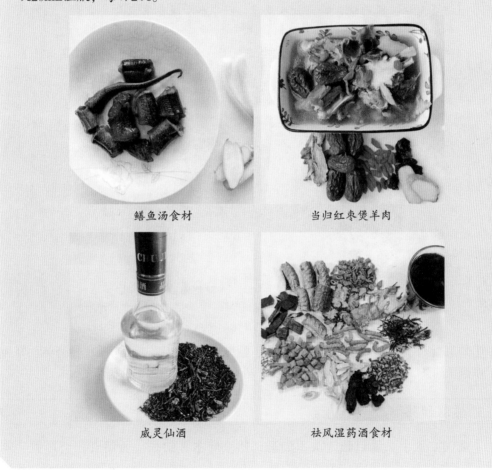

鳝鱼汤食材　　　　　　　　　当归红枣煲羊肉

威灵仙酒　　　　　　　　　祛风湿药酒食材

【禁忌食药】忌食凉性食药及生冷瓜果，如西瓜、梨、芹菜、茼蒿、苦瓜、石膏、豆腐、鱼腥草等。

2. 血瘀气滞证

【证候要点】颈肩部、上肢刺痛，痛处固定，伴有肢体麻木。舌质暗，脉弦。

【食药调护原则】行气活血。

【常用食药】山楂、白萝卜、木耳、丹参、当归、鸡血藤、红花、茄子、金橘、黑木耳、油菜等。

【常用食药方】

①醋泡花生（自组方）：花生900g，米醋或陈醋600g。先用适量米醋或陈醋，清洗一遍花生米，再将花生米放到可以密封的罐子里，加入能没过花生米的米醋或醋，盖上盖子密封好，放到阴凉处7～10天，开盖即可食用。

②鲫鱼当归散（《本草纲目》）：鲫鱼1条（约200g），当归身10g，血竭、乳香各3g。去鱼内脏，将药放入鱼腹，以净水和泥包裹鱼身，烧黄。温黄酒送服。

③牛筋祛瘀汤（《百病中医药膳疗法》）：见P38眩晕病（原发性高血压）痰瘀互结证。

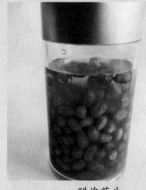
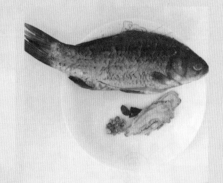

醋泡花生　　　　　　　　鲫鱼当归散食材

【禁忌食药】忌食生冷、煎炸、厚味、油腻之品，如螃蟹、西瓜、蒲公英、马齿苋、炸糕、油条、糯米糕、五花肉、蛋黄、巧克力、肥肠、肥牛、肥羊等。

3. 痰湿阻络证

【证候要点】头晕目眩，头重如裹，四肢麻木，纳呆。舌暗红，苔厚腻，脉弦滑。

【食药调护原则】健脾除湿。

【常用食药】薏苡仁、山药、赤小豆、木瓜、丝瓜、陈皮。

【推荐食疗方】

①冬瓜排骨汤（家常菜）：冬瓜400g，排骨200g，生姜1块，盐适量。排骨洗净，以滚水煮过，去浮沫，洗净备用；冬瓜切块，姜切片，或小块姜拍松。排骨、姜同时下锅，加清水，先大火烧开，再转小火炖约1小时，加入冬瓜块，继续炖至冬瓜块变透明，加盐调味。

②薏苡仁赤豆汤（《食医心鉴》）：薏苡仁、赤豆各50g。原料洗净先泡4小时，加水适量，武火煮沸后文火煎，加冰糖适量即可。

③木瓜陈皮粥（《中医食疗学》）：木瓜、陈皮、丝瓜络、川贝母各10g，粳米50g。原料洗净，木瓜、陈皮、丝瓜络先煎，去渣取汁，加入川贝母粉，加冰糖适量即成。

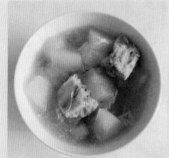 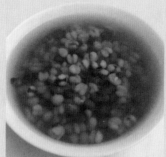 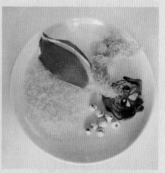

冬瓜排骨汤　　　　　　　薏苡仁赤豆汤　　　　　　木瓜陈皮粥食材

【禁忌食药】忌食辛辣、燥热、肥腻等食药，如肥肉、羊肉、牛肉、狗肉、附子、红参、鹿茸、荔枝、桂圆、芒果等。

4.肝肾不足证

【证候要点】眩晕头痛，耳鸣耳聋，失眠多梦，肢体麻木，面红目赤。舌红少苔，脉弦。

【食药调护原则】滋补肝肾。

【常用食药】枸杞、黑芝麻、黑豆、猪大骨、山药、牛膝。

【常用食药方】

①虫草全鸭汤（《本草纲目拾遗》）：冬虫夏草10g，雄鸭1只，料酒15g，姜5g，葱白10g，胡椒粉、清汤、盐适量。雄鸭去毛及内脏，洗净后，放入砂锅内；再放入冬虫夏草和食盐、姜、葱等调料，加水，以小火煨炖，熟烂即可（或将冬虫夏草放入鸭腹内，置瓦锅内，加清水适量，隔水炖熟，调味服食）。适用于偏肝肾阴虚者。

②壮骨汤（自组方）：猪骨（最好是猪脊骨）200~300g，杜仲、枸杞子各12g，桂圆肉15g，牛膝10g，怀山药30g。原料洗净，猪骨斩碎，共入锅内，加水适量，武火煮沸，文火煎40~60分钟，加适量盐、姜等配料，喝汤吃肉。

③天麻菊花枸杞粉（《中医食疗学》）：天麻50g，菊花50g，枸杞30g，共研末。每次10g，日2次。

④干姜煲羊肉（自组方）：羊肉（瘦）150g，干姜30g，盐、大葱、花椒粉适量。羊肉切块，与干姜共炖至肉烂，调入盐、葱花、花椒面即可。适用于偏肾阳虚者。

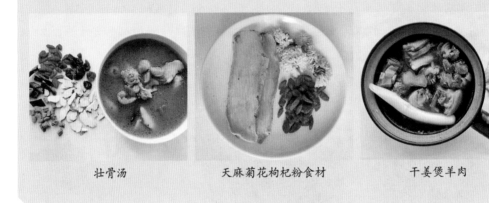

壮骨汤　　　　　　天麻菊花枸杞粉食材　　　　　干姜煲羊肉

【禁忌食药】忌食油腻厚味，如肥肉、猪头肉。肝肾阴虚者忌食辛辣、温热食药，如辣椒、丁香、干姜、牛肉、羊肉等。肾阳虚者忌食生冷瓜果、寒凉食药，如鱼腥草、石膏、豆腐、冷饮等。

5. 气血亏虚证

【证候要点】头晕目眩，面色苍白，心悸气短，四肢麻木，倦怠乏力，舌淡苔少，脉细弱。

【食药调护原则】益气养血。

【常用食药】莲子、红枣、桂圆、母鸡、当归、蜂蜜、党参。

【常用食药方】

①桂圆莲子汤（自组方）：桂圆30g，莲子（去心）30g，大枣6枚撕开，冰糖适量。莲子洗净先泡2小时，与桂圆、红枣一并入锅炖至莲子烂时加适量冰糖。

②大枣圆肉煲鸡汤（自组方）：土鸡1只，大枣20g，桂圆肉20g，莲子20g，芡实20g，枸杞子20g，生姜20g，盐、冰糖适量。将土鸡斩块，莲子提前泡发，大枣、桂圆肉、芡实、枸杞子洗净备用，生姜切成片；将土鸡块放入沸水锅中氽烫约1分钟，捞出后，用不烫手的热水冲洗干净，砂锅煲中加入清水，待水沸腾后，下入鸡块，加入生姜、莲子和芡实；中火煮开后，改小火煲20分钟左右，加

入大枣和桂圆，继续小火煲约20分钟，至鸡肉熟烂。加入盐、少许冰糖提味，最后加入枸杞，煮开即可。

③芝麻胡桃泥（《中医食疗学》）：黑芝麻100g（文火炒熟），胡桃肉100g，鲜桑叶100g（去叶脉络），共捣烂如泥，加入蜂蜜适量调匀。每次服10g，日服3次。

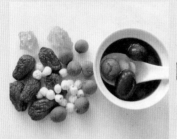 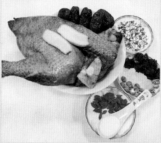 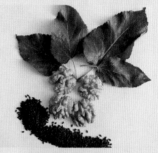

桂圆莲子汤　　　　　　大枣圆肉煲鸡汤食材　　　　　　芝麻胡桃泥食材

【禁忌食药】忌食生冷、刺激、油炸、耗气降气类食物，如山楂、佛手、槟榔、大蒜、苤蓝、萝卜缨、芫荽（香菜）、芜菁（大头菜）、胡椒、荜拔、紫苏叶、薄荷、荷叶、荸荠、大蒜等。

十二、腰椎间盘突出症辨证施食方

（一）疾病概述

腰椎间盘突出症是因为腰椎间盘各部分（髓核、纤维环及软骨板），尤其是髓核，有不同程度的退行性改变后，在外力因素的作用下，椎间盘的纤维环破裂，髓核组织从破裂之处突出（或脱出）于后方或椎管内，导致相邻脊神经根遭受刺激或压迫，从而产生腰部疼痛，一侧下肢或双下肢麻木、疼痛等一系列临床症状。属中医"腰痛""腰痹"范畴均可按照本病辨证施食。

（二）辨证施食

1.血瘀气滞证

【证候要点】腰腿痛剧烈，痛有定处，腰部僵硬，俯仰活动艰难，舌质紫暗或有瘀斑，舌苔薄白或薄黄。

【食药调护原则】活血化瘀、理气止痛。

【常用食药】黑木耳、金针菇、桃仁、当归、洋葱、山楂、韭菜、大蒜、生姜等。

【常用食药方】

①归龙肉汤（《中医食疗学》）：当归15g，地龙15g，桃仁15～30g，羊肉100g，将羊肉以外的药材放入锅内煎煮30分钟以上，取汁煮羊肉食用。

②姜楂茶（《中医食疗学》）：生姜15g，山楂10g，泡水代茶饮。

③葱耳蒜粥（《中医食疗学》）：洋葱50～100g，大蒜1头，桃仁15～30g，将以上食物放入锅内煎煮30分钟以上，用煎煮后的汁液煮粥食用。

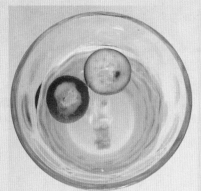
姜楂茶

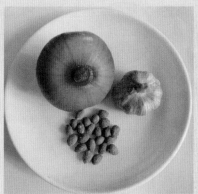
葱耳蒜粥食材

【禁忌食药】忌食生冷、壅阻气机之品，如冷饮、冰激凌、红薯、豆浆、牛奶、木瓜、五味子等。

2. 寒湿痹阻证

【证候要点】腰腿部冷痛重着，转侧不利，虽静卧亦不减或反而加重，遇寒痛增，得热则减，伴下肢活动受限，舌质淡胖，苔白腻。

【食药调护原则】温经散寒、祛湿通络。

【常用食药】丁香、羊肉、狗肉、花椒、草果、杜仲、干姜。

【常用食药方】

①肉桂瘦肉汤（自组方）：猪肉50g，肉桂6g，盐适量。将猪肉切小块，加水入锅煮沸去浮沫，加肉桂及适量盐炖至肉软烂。吃肉喝汤。

②白香汤（《中医食疗学》）：白芷15～30g，小茴香15～30g，干姜15g，肉桂5～10g，将以上食物放入锅内煎煮30分钟以上，食用煎煮后的汤液。

③陈香肉粥（《中医食疗学》）：陈皮15g，花椒15g，丁香10g，益智仁15～30g，羊肉150g，将羊肉以外的食物放入锅内煎煮30分钟以上，用汁液煮羊肉粥食用。

④桂枸茶（《中医食疗学》）：肉桂5～10g，枸杞15～30g，泡水代茶饮。

⑤鳝鱼汤（《中国饮食保健学》）：见P74项痹病（神经根型颈椎病）风寒痹阻证。

⑥当归红枣煲羊肉（自组方）：见P74项痹病（神经根型颈椎病）风寒痹阻证。

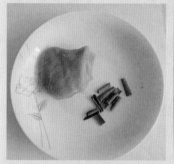
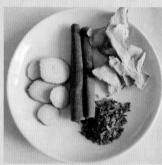
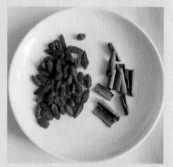

肉桂瘦肉汤食材　　　　　　　　白香汤食材　　　　　　　　桂枸茶食材

【禁忌食药】忌食生冷瓜果、寒凉食药，如西瓜、梨、芹菜、茼蒿、苦瓜、石膏、豆腐、鱼腥草等。

3. 湿热痹阻证

【证候要点】腰酸腿痛，痛处伴有热感，或见肢节红肿，活动受限，口渴不欲饮，苔黄腻。

【食药调护原则】清热利湿通络。

【常用食药】丝瓜、赤小豆、玉米须、茯苓、木瓜、金银花。

【常用食药方】

①丝瓜瘦肉汤（自组方）：丝瓜15g，猪里脊肉100g，葱1根，姜2片，盐、白胡椒粉适量，高汤1碗。丝瓜洗净、去皮、切半圆片；猪里脊肉洗净、切薄片；葱洗净，切段备用。锅中倒入油烧热后，爆姜片及葱段，放入高汤、盐，然后加入肉片。加入丝瓜再改小火滚煮约5分钟，盛入碗中，撒上白胡椒粉和香油即可。

②薏豆苓汤（《中医食疗学》）：薏苡仁50～100g，赤小豆30～60g，茯苓50～100g，将以上食物放入锅内煎煮30分钟以上，食用煎煮后的汁液。

③苓瓜粥（《中医食疗学》）：茯苓10～30g，木瓜50～100g，蒲公英15～30g，将茯苓及蒲公英入锅煎煮30分钟，取汁煮粥，在粥熟前10分钟放入木瓜煮熟即可。

④英花茶（《中医食疗学》）：金银花10g，蒲公英10g，木瓜10g，泡水代茶饮。

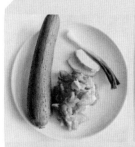

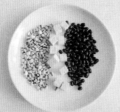

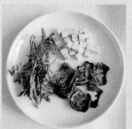

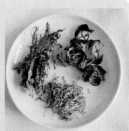

丝瓜瘦肉汤食材　　　薏豆苓汤食材　　　苓瓜粥食材　　　英花茶食材

【禁忌食药】忌食辛辣、燥热、煎炸食物，如葱、姜、蒜、胡椒、小茴香、花椒等调味品，羊肉、狗肉等具有温热特性的食物，以及麻辣烫、麻辣火锅等。

4. 肝肾亏虚证

【证候要点】腰腿痛缠绵日久，反复发作，乏力，劳则加重，卧则减轻；包括肝肾阴虚及肝肾阳虚证。阴虚证见心烦失眠，口苦咽干，舌红少津。阳虚证见四肢不温，形寒畏冷。舌质淡胖。

【食药调护原则】滋阴填精、滋养肝肾。

【常用食药】阴虚宜食枸杞、黑芝麻、黑木耳等；阳虚宜食黑豆、核桃、羊肉、猪蹄、附片、腰果等。

【常用食药方】

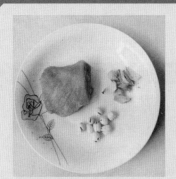

莲子百合煲瘦肉汤食材

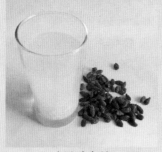

金髓煎食材

①莲子百合煲瘦肉汤（自组方）：莲子30g，百合（干品）30g，鲜猪瘦肉200g，食盐适量。莲子先浸泡，去除外皮与莲子心；百合浸泡20分钟，猪瘦肉洗净切块。将以上三物共放入砂锅，加水适量，用中火煲40分钟，调味食用。适用于肝肾阴虚者。

②金髓煎（《寿亲养老书》）：枸杞500g捣烂，米酒500mL，文火熬膏，早晚服1汤匙。适用于肝肾阴虚者。

③姜山狗汤（《中医食疗学》）：干姜10g，山药50～100g，肉桂10g，小茴香15～30g，狗肉100g，将狗肉以外的食物放入锅内煎煮30分钟以上，取汁煮狗肉食用。适用于偏肾阳虚者。

④桂山杞粥（《中医食疗学》）：肉桂10g，山茱萸15～30g，枸杞15～30g，刀豆50g，将以上食物放入锅内煎煮30分钟以上，用汁液煮粥食用。

适用于偏肾阳虚者。

⑤干姜煲羊肉（自组方）：见P77项痹病（神经根型颈椎病）肝肾不足证。

【禁忌食药】参见P77项痹病（神经根型颈椎病）肝肾不足证。

十三、臁疮（下肢溃疡）辨证施食方

（一）疾病概述

臁疮是指发生在小腿下部的慢性溃疡，又称裤口毒、裙边疮。相当于西医的小腿慢性溃疡。本病多继发于恶脉（下肢静脉曲张）和丹毒等病。其临床特点是多发于小腿中下1／3交界处前内外侧，溃疡发生前患部长期皮肤瘀斑、粗糙，溃烂后疮口经久不愈或虽已经收口，每易因局部损伤而复发，俗称老烂腿。

（二）辨证施食

1.湿热毒蕴证

【证候要点】疮周有痒痛，疮面腐肉较多，或秽臭难闻，疮周皮肤灼热，可伴发热，大便秘结，夜难入寐。舌质红，舌苔黄腻，脉数。

【食药调护原则】清热利湿，祛腐托毒。

【常用食药】马齿苋、藕、金银花、槐花、豆腐、绿豆、芹菜。

【常用食药方】

①绿豆银花汤（验方）：绿豆洗净后放入锅中，加入姜片和1L清水煮沸，文火熬至绿豆熟前15分钟加入洗净的金银花煮至绿豆开花即可。

②玉米赤豆粥（自组方）：玉米100g，赤豆50g，金橘饼50g，冰糖适量。把玉米、赤豆去杂质洗净；金橘饼切成碎片备用。锅内加适量清水，倒入玉米、赤豆，沸后转小火熬30分钟，待赤豆和米粒呈开花状，加入金橘饼、冰糖熬成粥即可。

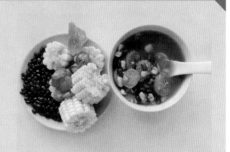

玉米赤豆粥

③荸荠苋菜汤（《疾病的食疗与验方》）：鲜荸荠250g，苋菜50g，冰糖适量。荸荠洗净去皮，苋菜洗净，同入锅内，加冰糖及适量水，煎煮30分钟。食荸荠饮汤。

【禁忌食药】忌食辛辣、刺激、油腻、厚味、滋补、温燥、发物类食药，如辣椒、丁香、大蒜、桂圆、参类、鹿茸、公鸡肉、羊肉等。

2. 湿热瘀阻证

【证候要点】疮面腐肉未完全脱尽，脓水淋漓，大便秘结，舌质偏红，苔黄腻，脉数。

【食药调护原则】清热化湿。

【常用食药】马齿苋、藕、金银花、鸡蛋花、槐花、丝瓜、黄瓜。

【常用食药方】

　　①大枣茵陈汤（《中国药膳学》）：大枣250g，茵陈60g。水煎取汁，食枣饮汤。

　　②苡仁赤豆汤（《疾病的食疗与验方》）：薏苡仁、赤小豆各30g，红枣5枚，白糖1汤匙。前二味洗净加水2大碗，小火慢煮1小时，加红枣、白糖再煮30分钟，豆烂离火。

　　③冬瓜排骨汤（家常菜）：见P76项痹病（神经根型颈椎病）痰湿阻络证。

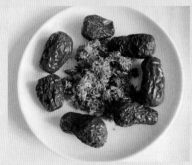 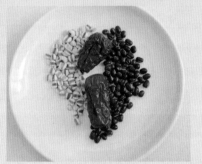

大枣茵陈汤食材　　　　　　　苡仁赤豆汤食材

【禁忌食药】忌食辛辣、燥热、煎炸食物，如葱、姜、蒜、胡椒、小茴香、花椒等调味品，羊肉、狗肉等具有温热特性的食物，以及麻辣食品等。

3. 气虚血瘀证

【证候要点】疮面腐肉已尽，新肌难生或不生，肉芽色暗淡不鲜，脓水清稀。舌质淡，或有瘀斑，舌苔薄，脉细。

【食药调护原则】益气活血、托毒生肌。

【常用食药】红枣、瘦肉、山楂、莲子、白术、茯苓、熟地黄、当归。

【常用食药方】

①薏苡仁黄豆汁（自组方）：黄豆50g，薏苡仁40g，清水1000mL，白糖适量。薏苡仁及黄豆洗净先泡2小时，与白糖一并放入豆浆机或破壁机打浆食用。

②黄鳝粥（自组方）：粳米100g，黄鳝120g，油5g，姜丝、酒少量。将黄鳝除净内脏后，同大米共入砂锅内，再加适量水煮成粥，然后加入油、盐、姜丝、酒各适量调味，每日2次服用。

③赤豆红枣汤（《中国食疗大全》）：赤豆250g洗净，加水适量煮烂，再加入大枣100g同煮至烂，加入适量红糖。

④花生红枣茅根汤（《常见慢性病食物疗养法》）：花生、鲜白茅根各60g，红枣10个，白糖2匙。花生、红枣用温开水浸泡10分钟，洗净沥干，白茅根洗净剪段，三味加水文火煮1小时，加白糖再煮30分钟，至花生酥软。

⑤八珍炖肉（《疾病的食疗与验方》）：黄牛肉3000g，党参、当归、熟地黄各20g，茯苓、白术各10g，白芍15g，川芎5g，大枣10枚，调料适量。将牛肉洗净切块，与药物同入锅内，加黄酒、酱油、糖、盐、葱、姜、花椒等调料炖4小时左右至肉烂。

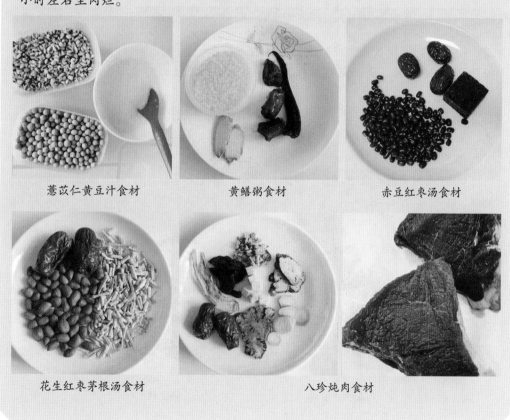

薏苡仁黄豆汁食材　　　　黄鳝粥食材　　　　赤豆红枣汤食材

花生红枣茅根汤食材　　　　八珍炖肉食材

【禁忌食药】参见P32中风（脑梗死急性期）（中经络）气虚血瘀证。

十四、面瘫病（面神经炎）辨证施食方

（一）疾病概述

面瘫是指口角歪斜、眼睑闭合不全为主的一种病症。又称"口僻""卒口僻""口眼㖞斜""引口移颊"。临床上起病突然，可见一侧面部向健侧歪斜，偶有双侧发病，伸舌多偏向健侧，口角流涎、漏食、漏水。任何年龄均可发病，但以青壮年多见。现代医学中的周围性面神经麻痹和周围性面神经炎，可按本病辨证施食。

（二）辨证施食

1. 风寒袭络证

【证候要点】突然口眼歪斜，眼睑闭合不全，兼见面部有受寒史，舌淡苔薄白。
【食药调护原则】辛温祛风散寒通络。
【常用食药】大豆、葱白、生姜、荆芥、防风、苏叶。

【常用食药方】

①五神汤（《惠直堂经验方》）：荆芥、苏叶各10g，茶叶6g，生姜10g，红糖30g。红糖加水适量，烧沸溶解。荆芥、苏叶、茶叶文火煮沸，倒入红糖搅匀即可。

②生姜粥（《药膳 汤膳 粥膳》）：生姜30g，粳米100g，葱白5根，红糖适量。生姜洗净切片，与粳米同入锅中，加水适量煮至粥烂，加葱白再煮沸，加适量红糖趁热服用。

③防风粥（《千金方》）：见P31中风（脑梗死急性期）（中经络）风痰阻络证。

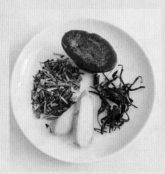
五神汤食材

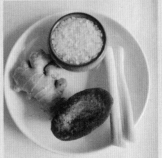
生姜粥食材

【禁忌食药】参见P80腰椎间盘突出症（寒湿痹阻证）。

2. 风热袭络证

【证候要点】突然口眼歪斜，眼睑闭合不全，继发于感冒发热，或咽部感染史，舌红苔黄腻。

【食药调护原则】疏风清热。

【常用食药】丝瓜、冬瓜、黄瓜、赤小豆、薄荷、金银花。

【常用食药方】

①薄荷粥（《长寿药粥谱》）：薄荷15g（鲜品30g），粳米50g，冰糖适量。将薄荷入锅，煎煮2～3分钟取汁，粳米煮粥待熟时加入冰糖适量及薄荷水，再煮一二沸即可。

②银花茶（《疾病的食疗与验方》）：金银花20g，茶叶6g，白糖适量。金银花、茶叶放入锅中加水适量，用武火烧沸3分钟，加入白糖，搅拌溶解即可。

③牛蒡子粥（《药膳 汤膳 粥膳》）：牛蒡子20g，粳米100g。将牛蒡子洗净纱布包后入锅煎取汁液一大碗，再同粳米共入锅中，加水适量，小火煮粥。早晚分2次服用，连用2～3日。

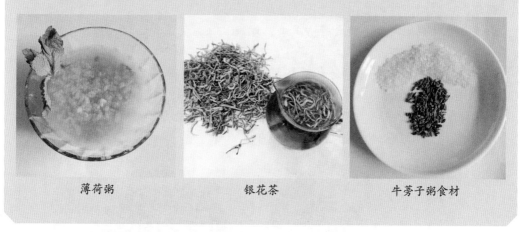

薄荷粥　　　　　　　　银花茶　　　　　　　　牛蒡子粥食材

【禁忌食药】参见P30中风（脑梗死急性期）（中经络）风火上扰证。

3. 风痰阻络证

【证候要点】突然口眼歪斜，眼睑闭合不全，或面部抽搐，颜面麻木作胀，伴头重如蒙、胸闷或呕吐痰涎，舌胖大，苔白腻。

【食药调护原则】通阳泄浊。

【常用食药】海参、荸荠、萝卜、百合、柚子、蘑菇、茯苓。

【常用食药方】

①橘皮竹茹汤（《金匮要略》）：见P31中风（脑梗死急性期）（中经络）风痰阻络证。

②天麻白术汤（《中医食疗学》）：见P31中风（脑梗死急性期）（中经络）风痰阻络证。

【禁忌食药】参见P31中风（脑梗死急性期）（中经络）风痰阻络证。

4. 气虚血瘀证

【证候要点】口眼歪斜，眼睑闭合不全日久不愈，面肌时有抽搐，舌淡紫，苔薄白。

【食药调护原则】益气活血。

【常用食药】桃仁、大枣、黄芪、生姜、鸡、蛋类、山楂、茄子。

【常用食药方】

①大枣粳米粥（《中医食疗学》）：黄芪15g，生姜15g，桂枝10g，白芍10g，加水浓煎取汁，去渣。粳米100g，大枣4枚加水煨成粥，粥成倒入药汁，调匀。

②北芪炖蛇肉（《饮食疗法》）：蛇肉200g，黄芪60g，生姜5片炖汤，加盐、味精调味即可。

③法制猪肚方（《养老奉亲书》）：猪肚1具，人参20g，干姜6g，胡椒10g，糯米30g，葱白、盐、生姜、料酒适量。将猪肚洗净入沸水焯后再清洗，沥干水待用。胡椒、糯米炒黄与葱、干姜、盐纳入猪肚缝合。把猪肚放入砂锅，加入人参、生姜、绍酒，清汤微火煮烂即可。

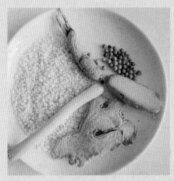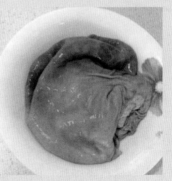

法制猪肚方食材

【禁忌食药】参见P32中风（脑梗死急性期）（中经络）气虚血瘀证。

十五、白疕（寻常性银屑病）辨证施食方

（一）疾病概述

白疕是一种以红斑、丘疹、鳞屑损害为主要表现的慢性复发性炎症性皮肤病。中医学还称其为"松皮癣""干癣"或"白壳疮"。相当于西医学的银屑病。

（二）辨证施食

1. 血热证

【证候要点】新出皮疹不断增多，迅速扩大；皮损潮红，银白鳞屑，有筛状出血，瘙痒，可伴有尿黄，便干。舌质红，舌苔薄黄或白。

【食药调护原则】清热凉血。

【常用食药】西瓜、雪莲果、雪梨、生地黄、蒲公英、紫花地丁、藕粉。

【常用食药方】

①生地黄粥（《二如亭群芳谱》）：生地黄30g，生姜2片，粳米100g。生地黄洗净切段，绞汁备用，粳米加水煮沸数分钟后加入生地黄汁与生姜片，文火继续煮成稀粥即成。

②公英地丁绿豆汤（《中国食疗方全录》）：蒲公英30g，紫花地丁30g，绿豆60g。将蒲公英、紫花地丁洗净切碎，入锅加水适量煎煮30分钟，去渣取汁。将药汁加水适量，放入绿豆，煮至豆熟烂即成。

③绿豆薄荷粥（《药膳 汤膳 粥膳》）：绿豆30g，薄荷10g，粳米100g。将薄荷洗净，入锅中，加水适量煮10分钟，滤渣取汁备用；绿豆和粳米洗净，加水适量入锅中，煮至熟烂，再加入薄荷汁即可。分早晚2次服用，连用3～5日。

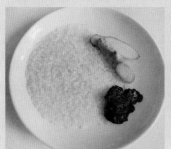 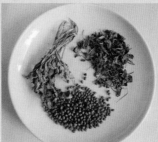 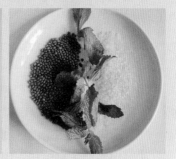

| 生地黄粥食材 | 公英地丁绿豆汤食材 | 绿豆薄荷粥食材 |

【禁忌食药】忌食辛辣、燥热、补益类食药，如牛肉、狗肉、鸽肉、羊肉、花椒、胡椒、辣椒、大蒜、巧克力、芒果、桂圆、荔枝、参类、鹿茸、阿胶等。

2. 血燥证

【证候要点】皮损淡红，干燥脱屑，可伴有皲裂，口干咽燥。舌质淡，舌苔少或薄白。

【食药调护原则】滋阴润燥。

【常用食药】鸭肉、百合、瘦肉、银耳、山药、蜂蜜、瘦肉、蛋类等。

【常用食药方】

①蜜蒸百合（自组方）：百合50g，蜂蜜50g。百合洗净，入清水泡30分钟捞出，放入碗内，加入蜂蜜，上笼蒸1小时即可。

②蜂蜜萝卜汁（自组方）：白萝卜500g，洗净去皮切碎，榨汁备用。每次取60mL，加入20～30g蜂蜜搅匀即可。

③银耳莲子羹（自组方）：干银耳15g，莲子50g，枸杞5g，冰糖100g。银耳、莲子泡水2个小时，银耳拣去老蒂及杂质后撕成小朵。将银耳、莲子、枸杞、冰糖加水，炖至烂熟即可。

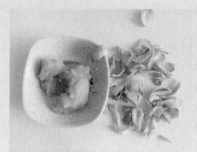
蜜蒸百合食材

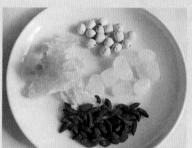
银耳莲子羹食材

【禁忌食药】忌食辛辣、燥热、补益类食药，如牛肉、狗肉、鸽肉、羊肉、花椒、胡椒、辣椒、大蒜、巧克力、芒果、桂圆、荔枝、参类、鹿茸等。

3. 血瘀证

【证候要点】皮损肥厚浸润，经久不褪，颜色暗红，鳞屑附着紧密，女性可有痛经，舌质紫暗或有瘀点、瘀斑。

【食药调护原则】健脾利湿、活血散瘀。

【常用食药】薏苡仁、山楂、红糖、青皮、红花、益母草、山药等。

【常用食药方】

①山楂海带丝（《中华养生药膳大全》）：水发海带300g，鲜山楂300g，白砂糖30g，葱、姜、料酒适量。将海带丝洗净，放锅内，加葱、姜、料酒、清

水，大火烧开改小火炖烂，捞出切丝；山楂去核切丝。将海带丝加白糖拌匀装盘撒上山楂丝，再撒上一层白糖，佐餐食用。

②青皮红花饮（《中医食疗学》）：青皮、红花各10g。将青皮洗净切丝，与红花同放入砂锅内，加适量水煎取汁。

③薏苡仁桃仁粥（《圣济总录》）：见P44胸痹心痛病痰阻血瘀证。

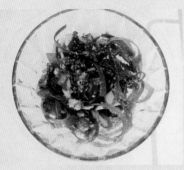 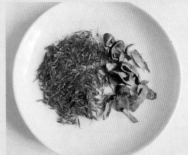

山楂海带丝　　　　　　　　　　　青皮红花饮食材

【禁忌食药】参见P34中风（脑梗死恢复期）风痰瘀阻证。

十六、急性非淋巴（髓）细胞白血病辨证施食方

（一）疾病概述

急性髓细胞白血病或急性非淋巴细胞白血病（ANLL）包括所有非淋巴细胞来源的急性白血病。它是多能干细胞或已轻度分化的前体细胞核型发生突变所形成的一类疾病，是造血系统的克隆性恶性疾病。临床以发热、出血、贫血、白细胞浸润为主要临床表现，常伴有疲乏、咽痛、头晕、骨痛等症状。

（二）辨证施食

1. 邪盛正虚证

【证候要点】面色苍白，头晕，疲乏无力，活动后心慌气短，或发热，出血，骨痛。舌质淡，苔薄白。

【食药调护原则】益气养阴。

【常用食药】莲子、山药、银耳、红枣、牛肉、黄芪、花生、蛋类、牛奶。

【常用食药方】

①大枣粥（《圣济总录》）：大枣10～15个，粳米100g洗净，加水适量，熬煮至熟烂，加入冰糖汁即可。

②花生红枣汤（《药膳 汤膳 粥膳》）：花生仁、红枣仁各50g，红糖适量。先将花生仁、红枣仁洗净，一同放入砂锅中，加水适量，武火煮沸，文火再煎熬1小时，加入红糖稍煮即成。

③生脉饮（《备急千金要方》）：见P61肾风（IgA肾病）气阴两虚证。

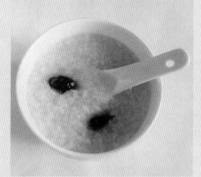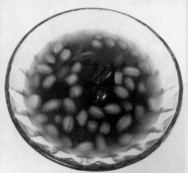

大枣粥　　　　　　　　　　　　　花生红枣汤

【禁忌食药】忌食生冷、寒凉、苦寒类食品，如海鲜、绿豆、鱼腥草、苦瓜、西瓜、大黄、石膏等。

2. 邪热炽盛证

【证候要点】壮热口渴，皮现紫癜，齿鼻渗血，血色鲜红。舌质红，苔黄。

【食药调护原则】清热解毒。

【常用食药】绿豆、冬瓜、白茅根、丹皮、生地黄、鲜藕、芦根、竹笋。

【常用食药方】

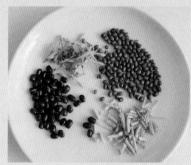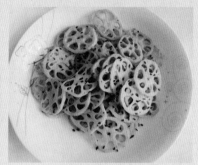

双豆饮食材　　　　　　　　　　　芝麻拌藕片

①双豆饮（自组方）：金银花9g，绿豆、赤豆各20g，白茅根15g，白糖适量。将绿豆、赤豆洗净泡2小时，白茅根、金银花洗净，白茅根、绿豆、赤豆同入锅加水煮至豆熟烂，再放入金银花煮10分钟，加入白糖调味，当茶频频饮用。

②芝麻拌藕片（《中国食疗大全》）：鲜藕500g洗净，切薄片，油炸至六成熟捞出，芝麻100g，撒在藕片上拌匀。

③芦根茶（《中医药膳学》）：见P31中风（脑梗死急性期）（中经络）痰热腑实证。

【禁忌食药】忌食辛辣、香燥、温热、补益类食药，如牛肉、狗肉、鸽肉、羊肉、花椒、胡椒、辣椒、大蒜、巧克力、芒果、桂圆、荔枝、参类、鹿茸等。

3. 痰瘀互结证

【证候要点】瘰疬痰核，胁下包块，按之坚硬，时有胀痛，或伴有低热、盗汗，面色不华。舌质暗，苔腻。

【食药调护原则】化痰祛瘀。

【常用食药】杏仁、白萝卜、陈皮、山楂、三七、海带、油菜。

【常用食药方】

①三七蒸鸡（《延年益寿妙方》）：母鸡1500g，三七20g，姜、葱、料酒、盐各适量。三七一半上蒸笼蒸熟，一半磨成粉。姜切片，葱切大段。鸡剁成小块装盆，放入三七片，葱姜摆于鸡块上，加适量料酒、盐、清水。上笼蒸2小时左右，出笼时拣去葱姜，拌入味精、三七粉，吃肉喝汤。

②蒲黄灵脂鸡（《癌痛药膳方》）：乌骨鸡1500g，蒲黄、五灵脂各10g，料酒、葱花、姜末、盐、味精、五香粉、麻油各适量。将蒲黄、五灵脂晒干，研成碎末，放入纱布袋中备用。乌骨鸡洗净入沸水锅焯一下，将药袋放入鸡腹。将鸡入砂锅加适量水煮沸入料酒，小火煨至熟烂，调入上述作料，淋上麻油食用。

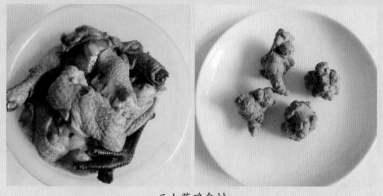

三七蒸鸡食材

【禁忌食药】参见P38眩晕病（原发性高血压）痰瘀互结证。

十七、消渴目病（糖尿病视网膜病变）辨证施食方

（一）疾病概述

消渴目病相当于西医学之糖尿病性视网膜病变，为糖尿病的严重并发症之一，其主要表现为不同程度的视力下降、视物变形、眼前黑影飘动及视野缺损。本病多为双眼先后或同时发病，对视力造成严重影响。

（二）辨证施食

1. 气阴两虚、络脉瘀阻证

【证候要点】口干咽燥，视力减退，目睛干涩，神疲乏力，便干或稀溏。舌胖，紫暗或有瘀斑。

【食药调护原则】益气养阴，活血通络。

【常用食药】莲子、百合、山药、三七、木耳、甲鱼、人参、黄芪。

【推荐食疗方】

①山药排骨汤（家常菜）：猪排骨500g，山药250g，芹菜25g。盐、料酒适量，姜三大片。将排骨切成5cm的条，放入沸水中氽约5分钟，洗净，沥干水分；将山药去皮切成块后放入沸水中氽一下，捞起。将排骨、姜片、适量盐及热水入锅，待排骨炖至五成熟，放入山药炖1小时，待排骨酥烂时加入芹菜煮沸即可。

②猪胰黄芪汤（《药膳 汤膳 粥膳》）：猪胰1个，黄芪60g，薏苡仁30g，怀山药120g。猪胰洗净，切块；黄芪洗净切小片，装入布袋内；薏苡仁用水浸泡1夜；山药切成片或丝。将猪胰、薏苡仁、黄芪、山药一同放入锅中，加水煮汤，汤沸后再煮片刻，去黄芪不用，稍加调味即可。

③乌骨鸡虫草汤（《药膳 汤膳 粥膳》）：乌骨鸡肉100g，冬虫夏草10g，怀山药30g。乌骨鸡肉洗净切块，与洗净的冬虫夏草、怀山药一同入锅，加水适量，武火煮沸后再转为文火慢炖至肉熟烂即成。

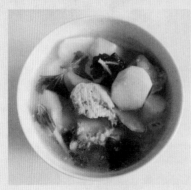

山药排骨汤

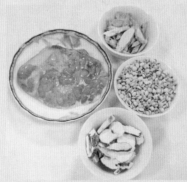

猪胰黄芪汤食材

【禁忌食药】参见P68消渴病（2型糖尿病）气阴两虚证。

2. 肝肾阴虚、目络失养证

【证候要点】视物模糊或变形，眼睛干涩，腰膝酸软，头晕耳鸣，大便干结，舌暗红，少苔。

【食药调护原则】补益肝肾，养血通络。

【常用食药】黑芝麻、枸杞、桑葚、熟地黄、鸡肝、芡实。

【常用食药方】

①枸杞蒸鸡（自组方）：枸杞15g，仔母鸡1只，葱、生姜、清汤、盐、料酒、胡椒面、味精适量。将仔母鸡洗净，入锅，用沸水汆透，捞出冲洗干净，沥尽水；将枸杞装入鸡腹内，再将鸡腹朝上，放入盆里，加入葱、姜、盐、清汤、料酒、胡椒面，将盆盖好，上笼蒸2小时，拣去姜、葱，放味精即成。

②枸杞决明子汤（《中国药膳辨证治疗学》）：沙参15g，怀牛膝9g，枸杞子15g，决明子9g。入锅加水煎汤，代茶饮。

③杞实粥（《眼科秘诀》）：枸杞子20g，芡实20g，粳米100g。用沸水泡透，去水，放置1夜；砂锅加水煮沸，入芡实煮四五沸，再加枸杞子煮三四沸，下粳米煮至浓烂香甜。

④桑仁粥（《粥谱》）：桑葚30g（鲜品50g），用水浸泡3分钟，与洗净糯米100g同入锅煮粥食用。

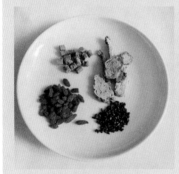 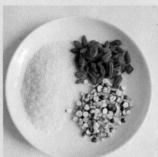 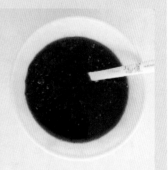

枸杞决明子汤食材　　　　杞实粥食材　　　　桑仁粥

【禁忌食药】忌食温热、香燥、油炸、含糖量高的食物，高脂肪、高胆固醇的食物也应少食。荔枝、桂圆、香蕉、菠萝等含糖量高的水果应少食，人参、鹿茸、附子、丁香等温热性药物禁用。

3. 阴阳两虚、血瘀痰凝证

【证候要点】五心烦热，视物模糊或不见，神疲乏力，失眠健忘，腰酸肢冷，大便溏结交替。舌胖少津或有瘀点。

【食药调护原则】阴阳双补，化痰祛瘀。

【常用食药】牛肉、羊肉、枸杞、猪肝、银耳、鳖鱼、山药。

【常用食药方】

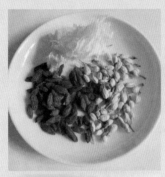

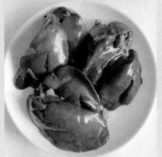

银杞明目汤食材

①清炖枸杞鸽（自组方）：鸽子250g，枸杞25g，盐、料酒、姜、葱适量。洗净乳鸽切块，放料酒、姜片腌制10分钟；烧沸水，将腌制的乳鸽焯水去腥味去杂质，焯水后放温水里洗干净，盛出备用；枸杞冷水浸泡并洗干净。锅里放少量油，放入生姜和葱的白茎，倒入鸽子肉，少量料酒，简单翻炒一下；翻炒1分钟以后，放入开水，等水滚开以后，撇去浮沫和油脂等杂质，加入枸杞调中火炖1个小时，加调料调味即可。

②银杞明目汤（《常用特色药膳技术指南（第一批）》）：银耳15g，枸杞子15g，茉莉花24朵，鸡肝100g，黄酒3mL，姜汁3g，食盐3g。将鸡肝洗净切为薄片，银耳泡发撕为小朵，茉莉花、枸杞洗净待用。将锅置于火上，放入清汤，加入黄酒、姜汁、食盐，下入银耳、鸡肝、枸杞烧沸，撇去浮沫，待鸡肝刚熟，装碗撒入茉莉花即可。

③枸杞羊肾粥（《饮膳正要》）：枸杞叶250g（或枸杞子30g），羊肉60g，羊肾1个，粳米60g，葱白2茎。将羊肾剖开，去筋膜洗净切碎，羊肉洗净切碎；枸杞叶切碎备用，同羊肾、羊肉、粳米、葱白一起煮粥，粥熟加入少许食盐。

【禁忌食药】参见P69消渴病（2型糖尿病）阴阳两虚证。

十八、混合痔辨证施食方

（一）基本概述

混合痔是指发生于肛门同一方位齿线上下，静脉曲张形成团块，内外相连、无明显分界为主要表现的痔病类疾病。临床表现为便血及肛门部肿物，可有肛门坠胀、异物感或疼痛，可伴有局部分泌物或瘙痒。其他痔疾病可参照本病辨证施食。

（二）辨证施食

1. 风伤肠络证

【证候要点】大便带血，滴血或喷射状出血，血色鲜红，大便秘结或有肛门瘙痒。舌质红，苔薄黄。

【食药调护原则】清热凉血。

【常用食药】绿豆、苦瓜、芹菜、马蹄、鸡冠花、桑耳、苍蓿、菊花。

【常用食药方】

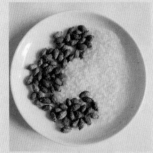

苍耳子粥食材

①桑耳粥（《养老奉亲书》）：桑耳60g，粳米100g。桑耳加水1800mL，煎取1200mL，去渣，加粳米煮粥。

②鸡冠花鸡蛋汤（《饮食疗法》）：白鸡冠花15～30g，鸡蛋1个。将鸡冠花加水2碗，煮成1碗，去渣，调入鸡蛋即可。

③苍耳子粥（《太平圣惠方》）：苍耳子10g，粳米50g。将苍耳子捣烂，加水2L，绞滤取汁，和米煮粥。

【禁忌食药】忌食辛辣、香燥、温补类食药，如辣椒、大蒜、生姜、荔枝、桂圆、牛肉、羊肉、鸽肉、红参、附子、干姜等，同时避免食用坚硬的食物。

2. 湿热下注证

【证候要点】便血色鲜，量较多，肛内肿物外脱，可自行回纳，肛门灼热，重坠不适。舌质红，苔黄腻。

【食药调护原则】清热利湿。

【常用食药】菜花、赤小豆、绿豆、薏苡仁、小米、木槿花、马齿苋、槐花、阳桃。

【常用食药方】

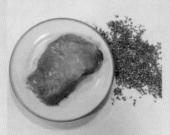

槐花瘦肉汤食材

①马兰汤（《本草纲目》）：鲜马兰（嫩茎叶）60～120g，用水煮汤，过滤后加糖。饮其汁，每次15mL，每日3次。

②槐花瘦肉汤（《中华现代药膳食疗手册》）：槐花50g，瘦猪肉100g。猪肉洗净切块，与槐花共入锅中，加水煨成汤，吃肉喝汤。

③蒸木槿花（《食医心鉴》）：木槿花500g，

以少许豆豉汁、椒盐、葱白，蒸熟。

【禁忌食药】参见P97混合痔风伤肠络证。

3. 气滞血瘀证

【证候要点】肛内肿物脱出，甚或嵌顿，肛管紧缩，坠胀疼痛，甚则内有血栓形成，肛缘水肿，触痛明显。舌质紫暗，苔白。

【食药调护原则】理气活血。

【常用食药】山楂、木耳、桃仁、番茄、佛手、香橼、三七。

【常用食药方】

①三七炖鸡蛋（《中国药膳大辞典》）：生三七3g，丹参10g，鸡蛋2个。加水同煮，蛋熟后去壳再煮至药性尽出。服蛋饮汤。

②佛手元胡山楂汤（《食疗药膳》）：佛手、元胡各6g，山楂10g。共入锅中，水煎取汁，连服3~5天。

③黑豆益母草汤（《药膳 汤膳 粥膳》）：黑豆50g，益母草30g，红糖30~50g，米酒2汤匙。将益母草洗净切段。加水500~800mL，煎沸30分钟以上，去渣留汤；黑豆淘洗干净，倒入益母草汁中，继续煎煮至黑豆熟烂时，调入红糖和米酒即可。食黑豆饮汤。

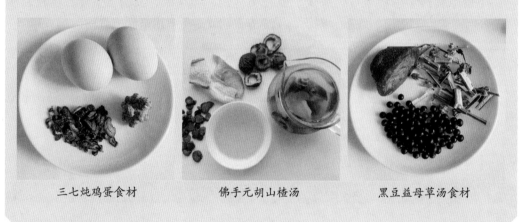

三七炖鸡蛋食材　　　　　佛手元胡山楂汤　　　　黑豆益母草汤食材

【禁忌食药】忌食生冷、寒凉、壅滞气机的食药，如冷饮、豆浆、红薯、芋艿、豇豆、板栗等容易胀气的食物；油腻食物，如肥肉、高汤，以及蛋黄、蟹肉、鱼子、巧克力等。

4. 脾虚气陷证

【证候要点】肛门松弛，似有便意，内痔脱出不能自行回纳，需用手法回纳。便血色鲜或淡，伴头晕、气短、面色少华、神疲自汗、纳少、便溏等。舌淡、苔薄白。

【食药调护原则】益气养血。

【常用食药】茯苓、山药、薏苡仁、鸡肉、菠菜、无花果、黄芪、鳝鱼。

【常用食药方】

①无花果炖瘦猪肉（《饮食疗法》）：干无花果60g，瘦猪肉100～200g。将无花果、猪瘦肉加适量清水，隔水炖煮，调味即可，吃肉喝汤。每日1次。

②菠菜粳米粥（《药膳 汤膳 粥膳》）：菠菜250g，粳米50g，将粳米煮粥，待熟加入菠菜，几沸即熟。

③黄芪芝麻糊（《经验方》）：黑芝麻60g，黄芪18g，蜂蜜60g。黑芝麻研末呈糊状，调入蜂蜜、黄芪，水冲服。

④野猪肉红枣汤（《药膳 汤膳 粥膳》）：野猪肉500g，红枣30g。将野猪肉洗净切片，红枣洗净，一同入锅，加水适量，武火煮沸后用文火炖至熟烂即可。

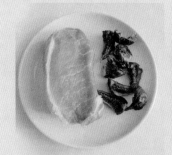 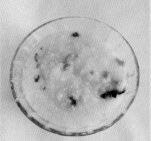 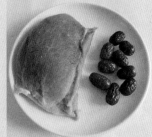

| 无花果炖瘦猪肉食材 | 菠菜粳米粥 | 野猪肉红枣汤食材 |

【禁忌食药】忌食生冷、辛辣、油腻及不易消化黏腻的食药，如冷饮、豆浆、红薯、芋艿、板栗等容易胀气的食物，肥肉、鸭肉、蛋黄、蟹肉、鱼子、巧克力等。

十九、促脉证（阵发性心房颤动）辨证施食方

（一）疾病概述

促脉是脉象的一种，是指脉来急数而有不规则的间歇。阵发性心房颤动是由于多重折返小波引起间歇性快速而不规则的心房节律，是起搏点在心房的异位性心动过速。发作时心房发生350～600次/分钟不规则的冲动，引起不协调的心房乱颤。具有与促脉证相关临床表现的疾病可参照本病辨证施食。

（二）辨证施食

1. 气阴两虚证

【证候要点】心中悸动，五心烦热，失眠多梦，短气，咽干，口干烦躁。舌红少苔。

【食药调护原则】益气养阴，养心安神。

【常用食药】大枣、花生、山药、桑葚、西洋参、甘蔗、蜂蜜。

【常用食药方】

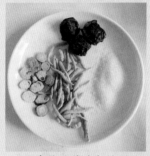

参梅甘草茶食材

①参梅甘草茶（《中国药膳学》）：太子参、乌梅各15g，甘草6g，白糖适量。上药煎煮取汁，代茶饮。

②洋参莲肉汤（《中国药膳辨证治疗学》）：见P73肺癌气阴两虚证。

③百合糯米粥（《良药佳馔》）：见P46心衰病（心力衰竭）心肺气虚、血瘀饮停证。

【禁忌食药】忌食破气耗气、生冷性凉、油腻厚味、辛辣、煎炸食药，如冷饮、凉拌菜、肥肉、辣椒、大蒜、油炸排骨、大黄、芒硝、石膏、木香等。

2. 心虚胆怯证

【证候要点】心悸怔忡，善惊易恐，坐卧不安，恶闻声响，多梦易醒。舌质淡红，苔薄白。

【食药调护原则】滋阴清热、养阴安神。

【常用食药】柏子仁、玉竹、酸枣仁、石菖蒲、龙眼肉（桂圆）、大枣。

【推荐食疗方】

①柏子玉竹茶（自组方）：柏子仁炒黄后冲碎。将玉竹6～10g，柏子仁6g，绿茶适量以沸水冲泡10分钟后饮用。

②酸枣仁粥（《太平圣惠方》）：酸枣仁10g，熟地黄10g，粳米100g。将酸枣仁置炒锅文火炒至外皮鼓起并呈微黄色，取出，放凉捣碎，与熟地黄同煎，过滤取汁待用。粳米加水煮至快熟时加入药汁，再煮5分钟即可。

③龙眼莲芡茶（《偏方大全》）：龙眼（桂圆）4～6枚取肉，莲子、芡实各20g捣碎，以上置砂锅中加水适量，煮沸后，置保温瓶加盖焖20分钟，连渣饮用。

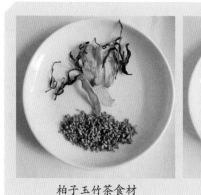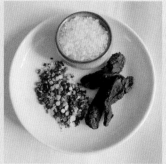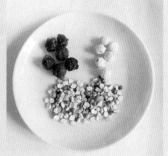

柏子玉竹茶食材　　　　酸枣仁粥食材　　　　龙眼莲艾茶食材

【禁忌食药】忌食辛辣香燥、生冷寒凉、肥甘类食药，如辣椒、大蒜、油炸食品、冷饮、凉拌菜、肥肉、大黄、芒硝、石膏等。

3. 痰热内扰证

【证候要点】心悸，睡眠不安，心烦懊恼，胸闷脘痞，口苦痰多，头晕目眩，胸闷或胸痛，舌红苔黄腻。

【食药调护原则】清热化痰，宁心安神。

【常用食药】陈皮、荸荠、甘蔗、瓜蒌、竹沥、梨、茼蒿、枇杷。

【常用食药方】

①麦冬竹茹茶（《24节气养生食方》）：麦冬20g，竹茹10g，绿茶3g，洗净，加水400mL，煎煮至250mL，去渣取汁，加入冰糖10g融化代茶饮。

②瓜蒌山楂橘红饮（《心脏疾病的饮食调养》）：瓜蒌30g，山楂15g，橘红5g，生姜5片置于砂锅，加水适量煎煮取汁。

③竹沥粥（《食医心鉴》）：粳米100g加水适量煮粥，粥成时加入竹沥水，稍煮即成。

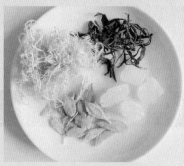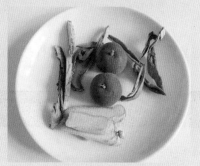

麦冬竹茹茶食材　　　　瓜蒌山楂橘红饮食材

【禁忌食药】忌食温热、香燥、油腻、辛辣、刺激性、温补类食药，如辣椒、胡椒、红参、鹿茸、枸杞、荔枝、桂圆、鲤鱼、炸烤类等。

4.气虚血瘀证

【证候要点】心悸怔忡，气短乏力，胸闷心痛阵发，面色淡白，或面唇紫暗，舌质黯淡或有瘀斑。

【食药调护原则】补气活血，化瘀通络。

【常用食药】山药、菱角、葡萄、荔枝、桃仁、油菜、月季花、山楂、藕、鲢鱼、鳝鱼。

【常用食药方】

①丹参饮（《时方歌括》）：丹参20g，砂仁6g，置于锅中，加水适量煎煮取汁，搅入红糖即可。

②月季花茶（《泉州本草》）：鲜月季花20g剥瓣，入盐水中反复清洗、沥干，放入茶杯中以沸水冲泡即可。代茶饮。

③黄芪桂枝鸡蛋汤（《药膳 汤膳 粥膳》）：黄芪30g，桂枝10g，鸡蛋2个。先将黄芪、桂枝加水100mL煎煮15分钟，滤取药汁，再将鸡蛋打入药汁中，煮至鸡蛋熟透，吃蛋饮汤。

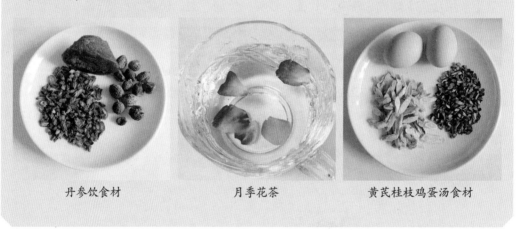

丹参饮食材　　　　　　　月季花茶　　　　　　黄芪桂枝鸡蛋汤食材

【禁忌食药】参见P32中风（脑梗死急性期）（中经络）气虚血瘀证。

二十、大肠息肉（结肠息肉）辨证施食方

（一）疾病概述

大肠息肉是指所有向肠腔突出的赘生物的总称，包括肿瘤性赘生物和非肿瘤性赘生物，前者是癌前期病变，与癌发生关系密切，后者与癌发生关系较少。中医名又称

息肉痔、悬胆痔、肠覃、癥瘕、积聚等。

（二）辨证施食

1. 湿瘀阻滞证

【证候要点】大便溏烂不爽或黏液便，或见便下鲜红或暗红血液，或腹痛腹胀，或腹部不适，脘闷纳少。舌质偏暗或有瘀点、瘀斑，苔白厚或腻。

【食药调护原则】行气化湿。

【常用食药】陈皮、薏苡仁、姜黄、茭白、黄瓜、荷叶、豆蔻。

【常用食药方】

①扁豆薏苡仁粥（《中医食疗学》）：扁豆30g，薏苡仁15g，粳米60g。将扁豆、薏苡仁、粳米洗净，加水煮成粥。

②苦瓜茶（《偏方大全》）：苦瓜1个，上段切开，挖去瓤，装绿茶，风干。取下洗净，连同茶叶切碎，用沸水冲泡，代茶饮。

③山药粥（自组方）：见P43胸痹心痛病气阴两虚、心血瘀阻证。

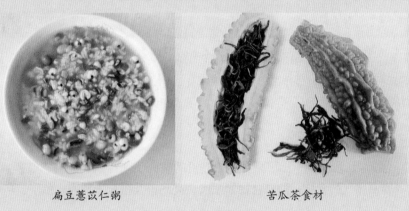

扁豆薏苡仁粥　　　　　　苦瓜茶食材

【禁忌食药】忌食生冷寒凉、油腻、黏腻的食药，如生冷瓜果、凉拌菜、肥肉、马铃薯、芋头、糯米、麦冬、熟地黄等。

2. 肠道湿热证

【证候要点】腹胀腹痛，大便溏泻，或黏液便，泻下不爽而秽臭，或有便血，或大便秘结，兼口渴喜饮，小便黄，肛门灼热坠胀，舌质偏红，舌苔黄腻。

【食药调护原则】清利湿热。

【常用食药】白萝卜、蒲公英、马齿苋、百合、赤小豆、绿豆、丝瓜、葫芦。

【常用食药方】

①马齿苋粥（《太平圣惠方》）：马齿苋150g，粳米100g。马齿苋洗净切段，与粳米加水同煮，文火煮成粥，不加盐、糖，空腹食用。

②薏苡仁二豆粥（《中医食疗学》）：见P63肾风（IgA肾病）风湿内扰证。

③马兰汤（《本草纲目》）：见P97混合痔湿热下注证。

【禁忌食药】忌食燥烈、温热大补的食药，如辣椒、生姜、大蒜、狗肉、羊肉、牛肉、鹿肉，党参、黄芪、人参、鹿茸等，戒烟酒。

3. 气滞血瘀证

【证候要点】脘腹胀闷疼痛，或有刺痛，便秘、便血或大便溏烂，或有痞块，时消时聚，舌质偏暗或有瘀斑。

【食药调护原则】补脾理气。

【常用食药】柑橘、海带、桃仁、白萝卜、三七、佛手、山楂。

【推荐食疗方】

①桃仁粥（《太平圣惠方》）：见P71肺癌气滞血瘀证。

②三七炖鸡蛋（《中国药膳大辞典》）：见P98混合痔气滞血瘀证。

③佛手元胡山楂汤（《食疗药膳》）：见P98混合痔气滞血瘀证。

【禁忌食药】忌食生冷、寒凉、壅滞气机的食药，如冷饮、豆浆、红薯、芋艿、豇豆、板栗等容易胀气的食物，油腻食物如肥肉、高汤，及蛋黄、蟹肉、鱼子、巧克力等。

4. 脾虚夹瘀证

【证候要点】见腹痛隐作，大便溏薄，便血色淡，神疲乏力，面色萎黄，纳呆或畏寒、四肢欠温，舌质淡胖而暗，或有瘀斑、瘀点。

【食药调护原则】健脾理气。

【常用食药】山药、瘦肉、牛肉、鲫鱼、羊肉、白扁豆、油菜、山楂、茯苓、党参。

【常用食药方】

①牛肉炖海带（《常用特色药膳技术指南（第一批）》）：黄牛肉1000g，海带500g，陈皮2g，草果1g，小茴香2g，花椒2g，八角6g，肉豆蔻2g，丁香0.5g，肉桂2g，葱130g，生姜60g，大蒜20g，食盐适量。牛肉切块，冷水下锅，

水开后撇去浮沫，放入其他所有调料，炖至牛肉软烂。另起一锅，用炖好的牛肉汤煮已泡发好的海带丝，炖好后放入牛肉块，食盐调味即可。

②牛肉良姜汤（《药膳 汤膳 粥膳》）：牛肉750g，高良姜、干姜各30g，盐适量。牛肉洗净，去筋膜切块，高良姜、干姜洗净，与牛肉一同放入锅内，加水适量，武火煮沸，文火炖2小时，加盐调味即可。

③健脾益气粥（《常用特色药膳技术指南（第一批）》）：见P42胸痹心痛病气虚血瘀证。

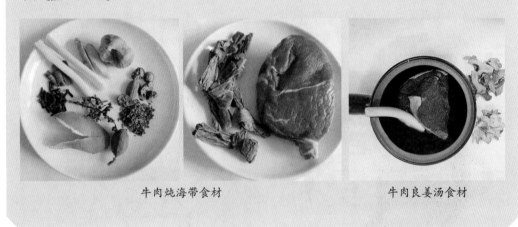

牛肉炖海带食材　　　　　　　　　　　　　　牛肉良姜汤食材

【禁忌食药】忌食生冷寒凉滋腻食药，如生冷瓜果、冷饮、苦瓜、鱼腥草、马齿苋、油汤、肥肉、大黄、蒲公英等。

二十一、胃癌辨证施食方

（一）疾病概述

胃癌是指发生于胃的癌症，一般源于胃上皮细胞，是消化道最常见的恶性肿瘤。胃癌早期症状常不明显，随着病情的进展可出现上腹痛、消瘦、食欲不振、恶心、呕吐、腹泻、呕血、黑便等症状。属中医"胃脘痛""噎膈""症瘕积聚"范畴。

（二）辨证施食

1. 脾气虚证

【证候要点】纳少、腹胀、便溏、气短、乏力、舌淡苔白。
【食药调护原则】补中健脾。
【常用食药】鸡蛋、瘦肉、羊肉、大枣、桂圆、白扁豆、山药、茯苓。

【常用食药方】

①黄芪炖鸡（《中医食疗学》）：生黄芪30g，母鸡1只。将母鸡去毛及内脏，黄芪纳入腹中缝合，加水及姜、盐等炖至烂熟即可。吃肉喝汤。

②鲤鱼参术汤（《药膳 汤膳 粥膳》）：鲜鲤鱼1条，党参、白术各15g，怀山药30g。将党参、白术、怀山药洗净，一同入锅，加水适量，武火煮沸，文火煎煮30分钟，去渣取汁，备用。将鲤鱼去鳞、鳃及内脏，洗净与药汁一同放入砂锅，再用文火慢炖至鱼肉熟烂即可。

③健脾益气粥（《常用特色药膳技术指南（第一批）》）：见P42胸痹心痛病气虚血瘀证。

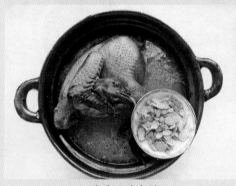
黄芪炖鸡食材

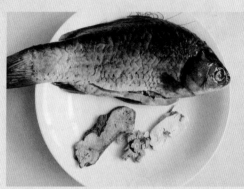
鲤鱼参术汤食材

【禁忌食药】忌食生冷、辛辣、肥甘、厚腻、油炸、苦寒类食药，如苦瓜、黄瓜、冬瓜、茄子、空心菜、芹菜、苋菜、茭白、莴笋、金针菜、柿子、香蕉、枇杷、梨、西瓜、绿豆、豆腐、莜麦、鸭肉、猪肉、甲鱼肉、牡蛎肉、芝麻、荞麦、石膏、大黄、黄芩等。

2. 胃阴虚证

【证候要点】胃脘嘈杂、灼痛、饥不欲食，口干、口渴、便干，舌红少苔乏津。

【食药调护原则】滋补胃阴。

【常用食药】莲子、山药、百合、薏苡仁、枸杞、桑葚、石斛、太子参。

【常用食药方】

①滋养胃阴粥［《常用特色药膳技术指南（第一批）》］：太子参6g，石斛10g，麦冬6g，生地黄10g，陈皮3g，枸杞20g，粳米200g。将太子参、麦冬、枸杞洗净泡透备用；生地黄、石斛、陈皮装纱布包加水3L，浸泡40分钟。将大米、太子参、麦冬放入药水锅，煮沸后文火熬至粥七成熟时放入枸杞，再煮至熟即可。

②沙参山药汤（《药膳 汤膳 粥膳》）：北沙参、怀山药各30g。将北沙参、怀山药洗净切碎，一同入锅，加水适量，先浸汁2小时，再煎煮40分钟，取汁；再加水适量，煎煮30分钟，去渣取汁，2次汁液混匀，每次100mL，每日2次，温服。

③山药百合大枣粥（自组方）：见P59胃脘痛（慢性胃炎）胃阴不足证。

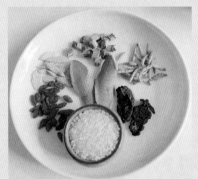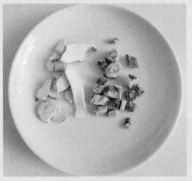

滋养胃阴粥食材　　　　　　　　　　沙参山药汤食材

【禁忌食药】参见P59胃脘痛（慢性胃炎）胃阴不足证。

3. 血虚证

【证候要点】体表肌肤黏膜组织呈现淡白，头晕乏力，全身虚弱，舌质淡。

【食药调护原则】补气养血。

【常用食药】大枣、桂圆、山药、阿胶、红糖、鸡肝。

【常用食药方】

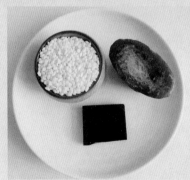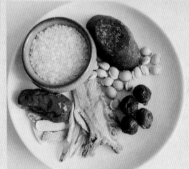

糯米阿胶粥食材　　　　　　　　　　补血饭食材

①糯米阿胶粥（《中医食疗学》）：阿胶30g，糯米30g，红糖适量。将阿胶捣碎，放铁锅炒至黄色，研为细末。将糯米洗净，加水适量，先用武火煮沸，再用文火煮至将熟时加入阿胶粉和红糖，搅拌均匀。

②补血饭（《中医食疗学》）：黄芪10g，当归5g，红枣10个，龙眼肉（桂圆）10g，白扁豆20g，粳米100g，红糖适量。黄芪、当归先煎取汁，红枣洗净去核，龙眼肉（桂圆）、白扁豆洗净。先将白扁豆放入锅内加适量水煮至半熟，加入粳米、红枣、龙眼肉、红糖，再加入煮好的黄芪、当归药汁，拌匀，煮至粥熟即可。

③野猪肉红枣汤（《药膳 汤膳 粥膳》）：见P98混合痔脾虚气陷证。

【禁忌食药】忌食生冷、油腻厚味及活血化瘀、苦寒类食药，如酒、辣椒、葱、蒜、洋葱、丹参、川芎、桃仁、红花、赤芍、黄连等。

4.脾肾阳虚证

【证候要点】久泄久痢、水肿、腰腹冷痛、肢冷、便溏、乏力，舌淡胖，苔白滑。

【食药调护原则】温补脾肾。

【常用食药】羊肉、桂圆、肉桂、生姜、杜仲、雀肉、山药。

【常用食药方】

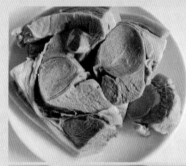

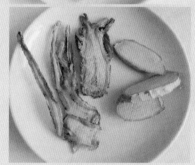

当归生姜羊肉汤食材

①壮阳狗肉汤（《华夏药膳保健顾问》）：狗肉200g，菟丝子5g，附片3g，葱、姜各5g，食盐、味精、黄酒适量。狗肉洗净，焯水去腥。菟丝子、附片用纱布包好，锅内加植物油，投入狗肉、姜片，烹入黄酒煸炒。倒入砂锅，加入药包，加入清汤、食盐、味精、葱，武火烧沸，撇去浮沫，文火炖2小时至狗肉熟烂。

②当归生姜羊肉汤（《金匮要略》）：当归9g，生姜15g，羊肉500g。把当归洗净，切成片。羊肉剔去筋膜，剁成小块放入沸水中焯去血水。在砂锅中加入适量清水，放入当归片、羊肉块、生姜片、料酒，用大火煮沸，撇去浮沫，改用中火煲至羊肉熟烂，加盐调味。

③枸杞羊肾粥（《饮膳正要》）：见P95消渴目病（糖尿病视网膜病变）阴阳两虚、血瘀痰凝证。

【禁忌食药】忌食生冷、寒凉、滋腻的食药，如苦瓜、黄瓜、冬瓜、茄子、空心菜、芹菜、苋菜、金针菜、柿子、香蕉、枇杷、梨、西瓜、鸭肉、甲鱼肉、牛奶、肥肉、生地黄、熟地黄、麦冬等。

5. 热毒证

【证候要点】胃脘灼痛、消谷善饥、面赤、口渴喜冷饮、便干，舌红苔黄。

【食药调护原则】疏肝清热。

【常用食药】海带、紫菜、杏仁、绿豆、菊花、蒲公英、石膏。

【常用食药方】

①石膏乌梅饮（《外台秘要》）：生石膏150g，乌梅20枚，白蜜适量。石膏打碎，纱布包裹，与乌梅一同放入锅内。加适量水武火煮开，文火继续煎煮，去渣取汁，食用时调入蜂蜜即可。

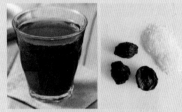
石膏乌梅饮

②五汁饮（《温病条辨》）：梨200g，荸荠500g，鲜芦根100g（干品减半），鲜麦冬50g（干品减半），藕500g。生品洗净去皮，分别以洁净纱布绞取汁液，混匀凉饮。

③石膏绿豆粥（《普济方》）：石膏30～45g，鲜竹叶30片，鲜芦根100g，绿豆30g，粳米100g，红糖适量。将鲜竹叶、鲜芦根洗净，与石膏共煎取汁，再与绿豆、粳米煮稀粥，调入红糖。

【禁忌食药】参见P30中风（脑梗死急性期）（中经络）风火上扰证。

6. 痰湿证

【证候要点】脾胃纳运功能障碍及胸脘痞闷、纳差，苔腻。

【食药调护原则】健脾祛湿化痰。

【常用食药】薏苡仁、山药、茯苓、扁豆、草果、豆蔻、海蜇。

【常用食药方】

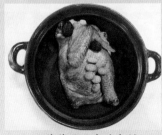
豆蔻草果炖乌鸡食材

①豆蔻草果炖乌鸡（《中医食疗学》）：乌骨雌鸡1只，肉豆蔻15g，草果6g。将肉豆蔻、草果炒焦，装入鸡腹缝合煮熟即可。饮汤食肉。

②萝卜饴糖饮（《中国药膳学》）：红皮白肉萝卜适量，饴糖2～3匙。萝卜带皮切碎，放入碗中，上面倾入饴糖，置12小时。频频饮用。

③扁豆薏苡仁粥（《中医食疗学》）：见P103大肠息肉（结肠息肉）湿瘀阻滞证。

【禁忌食药】忌食油腻厚味、辛辣发物，如肥肉、螃蟹，各种油炸食品、火锅、膨化零食以及油脂含量大的坚果类，戒烟酒。

7. 血瘀证

【证候要点】固定疼痛、肿块、出血、舌质紫暗，或见瘀斑瘀点。
【食药调护原则】活血祛瘀。
【常用食药】桃仁、山楂、大枣、赤小豆、当归、红花、黄酒。

【常用食药方】

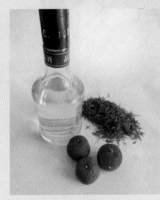

①红花山楂酒（《百病饮食自疗》）：红花15～30g，山楂30g，酒250g，将上述药入酒中浸泡1周，每次饮15～30mL，日服2次。
②三七炖鸡蛋（《中国药膳大辞典》）：见P98混合痔气滞血瘀证。
③黑豆益母草汤（《药膳 汤膳 粥膳》）：见P98混合痔气滞血瘀证。
④山楂红糖饮（朱震亨方）：见P60胃脘痛（慢性胃炎）胃络瘀阻证。

红花山楂酒食材

【禁忌食药】参见P98混合痔气滞血瘀证。

8. 肝胃不和证

【证候要点】脘胁胀痛，嗳气、吞酸、情绪抑郁，舌淡红、苔薄白或薄黄。
【食药调护原则】疏肝和胃。
【常用食药】陈皮、佛手、萝卜、生姜、小茴香、枳壳、玫瑰花。

【常用食药方】

①糖渍金橘（《随息居饮食谱》）：金橘500g，白糖500g，水适量。金橘洗净放锅中，用勺将金橘压扁，去核，用白糖腌渍1日，待金橘浸透糖后，再以小火煨熬至汁液耗干，停火待冷，再拌入白糖，放盘风干数日，装瓶备用。随时服用。

②胡萝卜陈皮瘦肉粥（自组方）：红萝卜100g，陈皮25g，粳米100g，瘦肉200g。陈皮、粳米洗净，红萝卜切丁，瘦肉切小块。将陈皮、粳米入锅，加适量清水煮沸，放入红萝卜及瘦肉煮至粥成，加入适量盐调味即可。

③小茴香枳壳散（《食疗本草学》）：见P55胃脘痛（慢性胃炎）肝胃气滞证。

【禁忌食药】忌食生冷、辛辣、滋腻食药，如生冷蔬菜瓜果、冷饮、辣椒、肥肉、生地黄、熟地黄、麦冬。忌咖啡、烟酒。

二十二、青盲（视神经萎缩）辨证施食方

（一）疾病概述

青盲是以视盘色淡，视力渐降，甚至以失明为特征的内障眼病。视神经萎缩是指任何疾病引起视网膜神经节细胞和其轴突发生病变，致使视神经全部变细的一种形态学改变，一般发生于视网膜至外侧膝状体之间的神经节细胞轴突变性。

（二）辨证施食

1. 肝郁气滞证

【证候要点】视物模糊，视野中央区或某象限可有大片阴影遮挡；心烦郁闷，口苦胁痛，头晕目胀，舌红苔薄白。

【食药调护原则】疏肝理气。

【常用食药】荞麦、橘皮、豆制品、萝卜、决明子、梅花、菊花、荷叶。

【常用食药方】

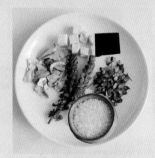

云苓决明粥食材

①加味梅花粥（《中国药膳辨证治疗学》）：粳米100g加水煮粥，白梅花、白菊花各5g洗净，粥将熟时加入，稍煮即可。

②云苓决明粥（《中国药膳辨证治疗学》）：云苓15g，桂枝9g，生石决明15g，夏枯草9g，加水5碗，煎成3碗，去渣后入粳米，加红糖煮粥食用。

【禁忌食药】忌食生冷、油腻、辛辣刺激食药，如冷饮、牛肉、羊肉、海鲜、肥肉、辣椒、烧烤等。

2. 肝肾不足证

【证候要点】双眼昏蒙日久，渐至失明，口眼干涩，头晕耳鸣，腰酸肢软，烦热盗汗，男子遗精，大便干，舌红苔薄白。

【食药调护原则】补益肝肾。

【常用食药】肝、猪血、黑芝麻、黑豆、银耳、枸杞、芡实、百合、薏苡仁、木耳。

【常用食药方】

①枸杞决明子汤（《中国药膳辨证治疗学》）：见P95消渴目病（糖尿病视网膜病变）肝肾阴虚、目络失养证。

②银杞明目汤（《常用特色药膳技术指南（第一批）》）：见P95消渴目病（糖尿病视网膜病变）阴阳两虚、血瘀痰凝证。

③桑仁粥（《粥谱》）：见P95消渴目病（糖尿病视网膜病变）肝肾阴虚、目络失养证。

④杞实粥（《眼科秘诀》）：见P95消渴目病（糖尿病视网膜病变）肝肾阴虚、目络失养证。

【禁忌食药】忌食辛辣、香燥、油腻、发物类食品，如辣椒、胡椒、大蒜、羊肉、狗肉、腌制食品、公鸡肉、海鲜等，忌食红参、鹿茸等壮阳药物。

3. 气血两虚证

【证候要点】视力渐降，日久失明，面色无华，唇甲舌淡，神疲乏力，懒言少语，心悸气短，舌淡苔薄白。

【食药调护原则】补气养血。

【常用食药】红枣、桂圆、甲鱼、猪肝、鸡肝、枸杞、阿胶、人参、黄芪。

【常用食药方】

①龙眼肉粥（《老老恒言》）：粳米100g洗净，与龙眼肉15g同放锅内，武火煮沸，文火熬成粥。

②猪肝羹（《太平圣惠方》）：猪肝100g，葱白15g，鸡蛋2枚，豆豉5g，食盐、料酒、酱油、淀粉适量。将猪肝切成小片，加食盐、酱油、料酒、淀粉抓匀。鸡蛋打好，葱白切碎，先以水煮豆豉至烂，下入猪肝、葱白，临熟时将鸡蛋倒入。

③人参枸杞酒（《家庭药膳》）：人参20g，枸杞子350g，熟地黄100g，冰糖400g，白酒10L。将上述药物装入布袋扎口入酒坛，加盖密闭浸泡15天，每天搅拌一次，至药味淡后取出。冰糖加适量水加热融化，炼制色黄时，趁热用纱布过滤去渣。将冰糖液加入酒内搅匀，静置至澄明。

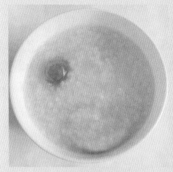
龙眼肉粥

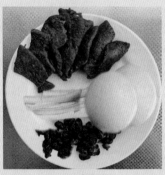
猪肝羹食材

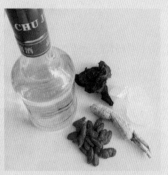
人参枸杞酒食材

【禁忌食药】忌食生冷、刺激、油炸、耗气降气类食药，如山楂、佛手、槟榔、大蒜、苤蓝、萝卜、白芥子、胡椒、荜拔、紫苏叶、薄荷、荷叶、荸荠等。

4. 气滞血瘀证

【证候要点】视神经萎缩见于外伤或颅内手术后，头痛健忘，舌暗红有瘀点。

【食药调护原则】理气活血化瘀。

【常用食药】山楂、丝瓜、大白菜、佛手、丹皮、茉莉花、韭菜。

【常用食药方】

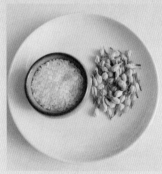
茉莉花粥食材

①牡丹花粥（《宫廷颐养与食疗粥谱》）：牡丹花阴干者6g或鲜品10～20g，粳米50g，白糖少许。先以米煮粥，一二沸后，加入牡丹花再煮，粥熟加入白糖调味即可。

②茉莉花粥（《中华食物疗法大全》）：茉莉花干品或鲜品60g，粳米50g，加水如常法煮粥。加适量白糖趁热服，每日1次。

③佛手元胡山楂汤（《食疗药膳》）：见P98混合痔气滞血瘀证。

④桃仁粥（《太平圣惠方》）：见P71肺癌气滞血瘀证。

【禁忌食药】参见P104大肠息肉（结肠息肉）气滞血瘀证。

二十三、肾风（局灶节段性肾小球硬化）辨证施食方

（一）疾病概述

肾风，中医病名。肾受风邪所致的疾患，以面部浮肿、腰痛、色黑为主证。局灶节段性肾小球硬化（FSGS）是病理形态学诊断名词，FSGS表现为部分（局灶）肾小球和（或）肾小球部分毛细血管袢（节段）发生病变。病变首先累及肾皮质深层的髓旁肾小球；早期可以出现明显的肾小管-间质病变。蛋白尿、肾病综合征是其突出的临床表现，疾病呈慢性进行性过程，最终发生慢性肾功能衰竭。

（二）辨证施食

1. 风伏肾络证

【证候要点】面目或四肢浮肿，遇风发病或遇风复发或遇风加重或迁延日久不愈，四肢关节不适，尿中泡沫增多，面色晦暗，腰膝酸软，倦怠乏力，舌质淡，苔薄黄或白。

【食药调护原则】祛风通络。

【常用食药】木瓜、丝瓜、樱桃、生姜、桔梗、香薷、藿香。

【推荐食疗方】

①二香粥（《中医食疗学》）：生姜15g，香薷10g，藿香10g，桔梗10g，薏苡仁60g，赤小豆30g。先将生姜、桔梗、薏苡仁、赤小豆放锅内煎煮30分钟，再将香薷、藿香放入锅内煎煮约5分钟，每日2次。

②姜苓仁汤（《中医食疗学》）：干姜15g，茯苓30～60g，肉桂5～10g，草果5～10g，小茴香15～30g，陈皮15g，羊肉适量，切块备用。将上述药物洗净放入锅内，加适量水煮15分钟，然后放入羊肉煮熟，食肉喝汤。

③葱白灯芯丝瓜汤（《药膳 汤膳 粥膳》）：葱白3根，鲜灯芯草50g，鲜丝瓜150g。将丝瓜洗净去皮切成小块，与葱白、灯芯草一同放入锅中，加清水适量，沸后煎煮30分钟，去渣取汁，分2～3次温服。

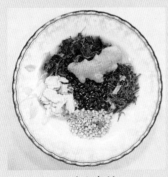
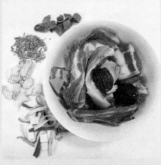
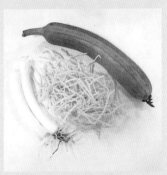

| 二香粥食材 | 姜苓仁汤食材 | 葱白灯芯丝瓜汤食材 |

【禁忌食药】忌食海鲜、生冷、油腻、寒凉性食药，如虾、蟹、腌制品、蜂蛹、牛肉、羊肉、石膏、黄芩等。

【特殊饮食要求】出现浮肿、高血压时低盐饮食，建议每日盐摄入量为2~3g；高度浮肿时遵医嘱短期内无盐饮食；肾功能不全（$GFR \leqslant 50mL/$分钟）时，限制蛋白质摄入，每天蛋白质摄入量为0.6~0.8g/kg，且优质蛋白质占50%以上。该病以下各证型均参照此要求。

2. 湿热蕴结证

【证候要点】遍体浮肿，胸脘痞闷，烦热口渴，小便短赤，或大便干结或溏滞不爽。舌质红，苔黄腻。

【食药调护原则】清热利湿。

【常用食药】薏苡仁、冬瓜、苦瓜、鲫鱼、赤小豆、丝瓜。

【常用食药方】

①苡仁煲鲫鱼（《临床护理健康教育》）：鲫鱼2条，薏苡仁100g，食盐、胡椒、橄榄油适量。鲫鱼洗净去鳞鳃，煎至两面黄；薏苡仁提前浸泡后煮成汤备用。将煎好的鲫鱼放入薏苡仁汤中煲1小时，加入适量的盐及胡椒粉即可。

②冬瓜粥（《粥谱》）：冬瓜（带皮）100g，粳米100g，嫩姜丝、葱、盐、味精、香油各适量。冬瓜洗净后，削下冬瓜皮（勿丢），剩余的切块。粳米煮粥至半熟时，将冬瓜、冬瓜皮放入锅，再加适量水，继续煮至瓜熟粥烂，捞出冬瓜皮丢弃后食用。

③茅根赤豆粥（《肘后备急方》）：鲜茅根200g（或干根50g），赤小豆50g，粳米100g。将茅根洗净，加水煮半小时，捞去药渣，用茅根水煮赤小豆至六七成熟后加入粳米煮至粥熟即可。

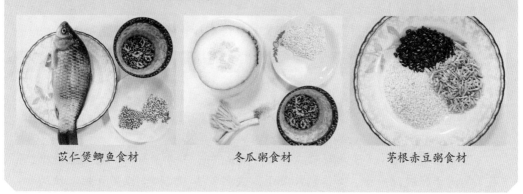

苡仁煲鲫鱼食材　　　　冬瓜粥食材　　　　茅根赤豆粥食材

【禁忌食药】参见P57胃脘痛（慢性胃炎）脾胃湿热证。

3. 肾络瘀阻证

【证候要点】肾病迁延不愈，反复发作，浮肿时发时止，面色黧黑或面白无华，骨痛。舌质暗或有瘀斑瘀点。

【食药调护原则】活血散结、补气行气。

【常用食药】山楂、桃仁、海带、香菇、金橘、三七、丹参。

【常用食药方】

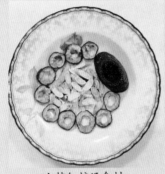

山楂红糖汤食材

①山楂红糖汤《中医食疗学》：山楂10枚，黄芪30g。冲洗干净，去核打碎，放入锅中，加清水煮约20分钟，调以红糖3g进食，每日2次。

②三七蒸鸡《延年益寿妙方》：见P93急性非淋巴（髓）细胞白血病痰瘀互结证。

③桃仁粥（《太平圣惠方》）：见P71肺癌气滞血瘀证。

【禁忌食药】参见P104大肠息肉（结肠息肉）气滞血瘀证。

4. 肾虚湿瘀证

【证候要点】四肢浮肿不甚，面、唇、肤色晦滞黧黑，腹部青筋暴露，手足心热，腰膝酸软，或妇女经色暗红有紫块，或经少闭经，小便黄赤，舌质红或紫暗，苔黄腻。

【食药调护原则】益肾活血、清热利湿。

【常用食药】山药、桃仁、樱桃、黑大豆、黑木耳、茄子。

【常用食药方】

①三七茯苓苡仁粥（《中医食疗学》）：三七粉3g，茯苓20g，薏苡仁50g，粳米100g。将茯苓、薏苡仁、粳米分别淘洗干净，同入锅内煮成粥，调入三七粉，搅拌均匀，再用火煮至沸即可。每日2次。

②黑豆鲫鱼汤（《食物与治病》）：黑豆60g，鲜鲫鱼500g。将鲫鱼洗净，黑豆淘洗干净浸泡一宿，加清水700mL，武火煮沸，文火煮至黑豆烂。饮汤食肉，每日2次。

③丝瓜向日葵蛋汤（《药膳 汤膳 粥膳》）：见P62肾风（IgA肾病）脉络瘀阻证。

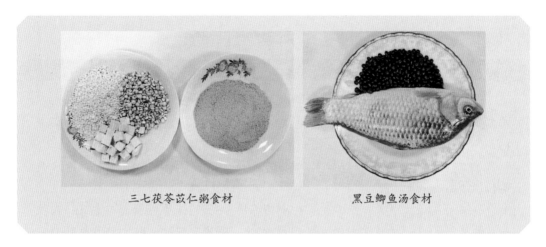

三七茯苓苡仁粥食材　　　　　黑豆鲫鱼汤食材

【禁忌食药】忌食生冷、苦寒、油腻、辛辣食药，如冷饮、凉菜、苦瓜、鱼腥草、茼蒿、石膏、大黄、奶油、肥肉、辣椒、黄芩、黄连等。

5.气阴两虚证

【证候要点】浮肿日久，面目四肢浮肿不堪，气短乏力，手足心热，口干咽燥，头晕目眩，腰膝酸软，时见自汗或盗汗，小便短赤，舌红少苔或舌淡而边有齿痕。

【食药调护原则】益气养阴。

【常用食药】莲子、红枣、山药、黑米、枸杞、鲤鱼、人参、黄芪、大枣、玉竹、桑葚。

【常用食药方】

①鲫鱼赤小豆汤（《药膳 汤膳 粥膳》）：鲜鲫鱼1条，赤小豆15g，商陆9g。鲫鱼去鳞、鳃、内脏，洗净，将洗净切碎的商陆及赤小豆置于鱼腹内，开口处用线缝住，将鱼入锅，武火煮沸，再用文火煮至鱼肉熟烂即可。

②清蒸人参元鱼（《滋补保健药膳食谱》）：见P61肾风（IgA肾病）气阴两虚证。

③山药粥（自组方）：见P43胸痹心痛病气阴两虚、心血瘀阻证。

【禁忌食药】参见P42胸痹心痛病气虚血瘀证。

6.脾肾阳虚证

【证候要点】全身浮肿，腰以下为甚，按之凹陷不易恢复，脘腹胀闷，纳呆便溏，面色萎黄，神倦肢冷，或腰部冷痛，小便短少。舌质淡胖，苔白滑或白腻。

【食药调护原则】健脾益肾、温阳利水。

【常用食药】山药、木瓜、薏苡仁、茯苓、车前子、干姜、小茴香、肉桂、羊肉、鸽肉。

【常用食药方】

①姜桂仁汤(《中医食疗学》)：干姜15g，益智仁15～30g，肉桂5～10g，茯苓30～60g，冬瓜皮30～60g，枸杞15～30g，桑葚15g。上述食材放入锅内煎煮15分钟，放入适量羊肉或牛肉，继续煮至肉熟，食肉喝汤。

②二姜茶(《中医食疗学》)：干姜5g，高良姜15g，肉桂5g，泡水代茶饮。

③三香粥(《中医食疗学》)：小茴香15～30g，丁香5g，大茴香5g，肉桂5g，枸杞15～30g，上述食材放入锅内煎煮2次，每次30分钟。取汁煮粥食用。

④羊肉雀蛋汤(《药膳 汤膳 粥膳》)：羊肉250g，麻雀蛋4个，盐、味精、葱、生姜、胡椒适量。将羊肉洗净，与雀蛋、盐、葱、生姜、胡椒一同放入锅内，加水适量，武火煮沸，撇去浮沫，文火炖至羊肉熟烂加味精调味即可。

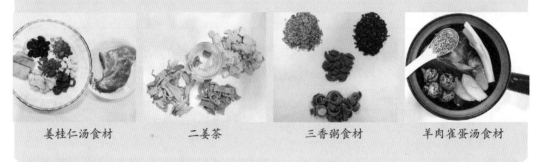

姜桂仁汤食材　　　　二姜茶　　　　三香粥食材　　　　羊肉雀蛋汤食材

【禁忌食药】忌食生冷寒凉、油炸肥腻、辛辣刺激的食药，如生冷瓜果、冷饮、豆腐、鱼腥草、苦瓜、菊花、金银花、黄芩等。

二十四、呕吐(急性胃炎)辨证施食方

(一)疾病概述

呕吐是指胃失和降，气逆于上，迫使胃中之物从口中吐出的一种病症。一般以有物有声谓之呕，有物无声谓之吐，无物有声谓之干呕，临床呕与吐常同时发生。急性胃炎是指由各种致病因素所导致的胃黏膜急性炎症，临床上急性发病，常常表现为上腹部不适症状，如上腹痛、上腹胀、恶心、呕吐、纳差。现代医学中的急慢性胃炎、神经性呕吐、食源性呕吐、幽门梗阻等可参照本病辨证施食。

（二）辨证施食

1. 饮食伤胃证

【证候要点】呕吐酸腐、胃脘疼痛、脘腹胀满、恶心、厌食、嗳气，大便不爽，舌质红或暗红，苔厚腻。

【食药调护原则】消食导滞。

【常用食药】山楂、炒麦芽、陈皮、萝卜、鸡内金、茶叶。

【常用食药方】

　　①山楂饮（经验方）：山楂10～15g。水煎、少量频服。

　　②炒萝卜缨（《饮食疗法》）：鲜萝卜缨300g，洗净切段，用油、盐调味炒熟。

　　③金橘茶（《中医大辞典》）：金橘3个，压扁，放入茶杯，入沸水，代茶饮。

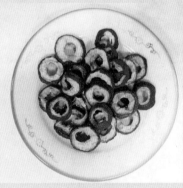 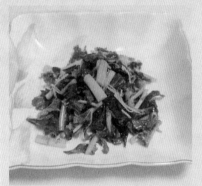

山楂饮食材　　　　　　　　　　　　炒萝卜缨

【禁忌食药】忌食油腻、炙烤、补益类食药，如肥肉、烤肉、炸油条、人参、党参等。

2. 风寒袭胃证

【证候要点】突然呕吐、胃脘剧痛，吐出物清稀而无酸腐，头身疼痛，恶寒发热，口淡不渴，大便不调，或伴有肠鸣泄泻，舌质淡红或舌尖红，苔白腻。

【食药调护原则】温中散寒。

【常用食药】生姜、茴香、葱白、苏叶、胡椒、辣椒、芥菜。

【常用食药方】

①胡椒生姜汤（《食疗本草学》）：生姜30g（微煨）、胡椒1g（研末），生姜煮5分钟后将胡椒末搅入趁热喝汤。

②芥菜粥（《本草纲目》）：鲜芥菜200g，粳米50g，将鲜芥菜洗净切碎，和米煮粥。空腹服用。

③凉拌子姜（《食疗本草》）：子姜30～60g，将子姜洗净切丝，加醋、盐或加适量白糖、芝麻油食用。

④椒面汤（《药膳 汤膳 粥膳》）：川椒10g，白面100～150g，豆豉、盐适量。将川椒炒后研末，白面做成面条并放入开水锅内煮熟，加入精盐、豆豉适量，将熟时放入川椒面即成。

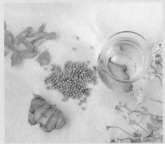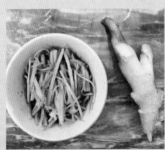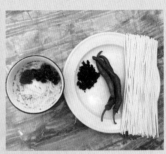

| 胡椒生姜汤 | 凉拌子姜 | 椒面汤 |

【禁忌食药】忌食寒凉之品，如蟹肉、鸭肉、香蕉、冷饮、豆腐、石膏、黄连等。

3.暑湿伤胃证

【证候要点】胸脘满闷疼痛，恶心呕吐，头身疼痛，发热汗出，口渴或口中黏腻，小便短赤，大便不爽，舌质红，苔白腻或黄腻。

【食药调护原则】清暑化湿。

【常用食药】赤小豆、紫苏叶、荷叶、藿香、白扁豆、绿豆。

【常用食药方】

①绿豆粥（《普济方》）：绿豆25g，粳米100g，冰糖适量。将绿豆、粳米洗净加水煮粥，将冰糖汁兑入粥内食用。

②荷叶冬瓜汤（《饮食疗法》）：鲜荷叶1/4张，鲜冬瓜500g，盐适量。将荷叶洗净、剪碎，冬瓜去皮切片。将冬瓜与荷叶一起入锅加水适量煮汤，煮熟前弃去荷叶，加少量食盐食用。

③百合绿豆汤（《药膳 汤膳 粥膳》）：百合、绿豆各30g，冰糖适量。将

百合、绿豆洗净，一同放入砂锅，加水1000mL，煮至绿豆熟烂，加入冰糖调味即可。

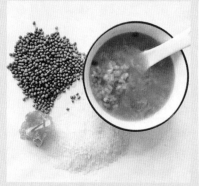

绿豆粥

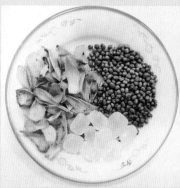

百合绿豆汤食材

【禁忌食药】忌食助湿化热的食药，如羊肉、狗肉、鸽肉、桂圆、荔枝、芒果、生姜、辣椒、红参等。

4. 浊毒犯胃证

【证候要点】呕吐频繁，胃脘灼热疼痛或痞闷，心烦不寐，口干口苦，大便秘结，小便短赤，舌质红或暗红，苔黄厚腻。

【食药调护原则】化浊解毒。

【常用食药】苇根、荸荠、竹茹、绿豆、冬瓜、苦瓜。

【常用食药方】

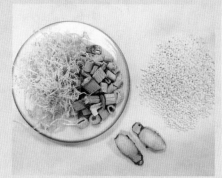

苇根竹茹粥食材

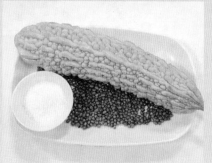

苦瓜绿豆茶食材

①苇根竹茹粥（《食医心鉴》）：苇根100～150g，竹茹15～20g，粳米60g，生姜2片。将苇根、竹茹同煎去渣取汁，入粳米煮粥，粥欲熟时加入生姜，稍煮即可。

②苦瓜绿豆茶（《中国食疗本草新编》）：苦瓜1个，绿豆150g，白糖适量。将绿豆加水500mL，煮至绿豆裂开，加入苦瓜片，煮至酥烂，下白糖调溶代茶饮。

【禁忌食药】忌食温热、补益类食药，如桂圆、羊肉、狗肉、驴肉、辣椒、韭菜、油炸食品、参类等。

5. 湿浊中阻证

【证候要点】恶心呕吐，脘痞不食，头身困重，胸膈满闷，或心悸头眩，身热不扬，大便黏腻不爽，舌淡红或暗红，苔白腻。

【食药调护原则】利湿化浊。

【常用食药】砂仁、白豆蔻、红豆、荷叶、薏苡仁、萝卜。

【常用食药方】

①砂仁萝卜饮（《中国药膳学》）：砂仁6g，萝卜500g。砂仁捣碎，萝卜切小片，同煎汤，分3次饭后半小时热服。

②藿香粥（《中国药膳大辞典》）：鲜藿香30g，粳米30g。先将粳米煮粥，待粥成，入鲜藿香搅匀，继续加热，至香气出即可。空腹食用。

③鲫鱼砂仁汤（《药膳 汤膳 粥膳》）：鲫鱼150g，砂仁13g，姜、葱、盐适量。砂仁洗净，捣碎；鲫鱼去鳞和内脏，将鱼与砂仁放入砂锅，加水适量，武火烧沸后放入生姜、葱、盐，煮熟即可。

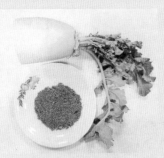 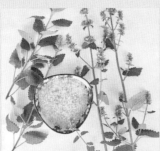 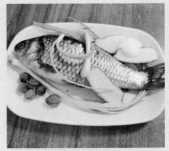

砂仁萝卜饮食材　　　　　藿香粥食材　　　　　鲫鱼砂仁汤食材

【禁忌食药】忌食油腻、辛辣、温燥、补益食药，如羊肉、狗肉、辣椒、酒、参类等。

6. 脾胃虚弱证

【证候要点】呕吐清水，胃脘隐痛，或脘腹满闷，纳谷不振，神疲乏力，大便稀溏，舌淡红，苔薄白。

【食药调护原则】健脾养胃。

【常用食药】白扁豆、莲子肉、芡实、茯苓、山药、薏苡仁。

【常用食药方】

①人参粟米粥（《圣济总录》）：人参末5g，生姜汁15g，粟米50g。先以水煮参末、姜汁，再入粟米，煮为稀粥，觉饥即食。

②山芋丸（《圣济总录》）：山药、白术各30g，人参1g，捣为细末，煮白面糊为丸，如小豆大，每次服30丸，饭前温米汤服下。

③乳鸽山药汤（《药膳 汤膳 粥膳》）：乳鸽1只，怀山药30g，砂仁15g，生姜5g，胡椒10g，盐适量。将乳鸽宰杀洗净去内脏，切块，下油锅用姜爆至微黄，再将乳鸽与洗净的怀山药、胡椒一同放入砂锅，加水适量，武火煮沸，转文火炖2小时，加入砂仁，再煮15～20分钟，加适量盐调味。

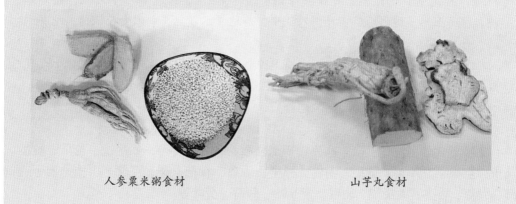

人参粟米粥食材　　　　　　　　　　　山芋丸食材

【禁忌食药】忌食生冷、寒凉、刺激类食药，如冷饮、凉拌菜、辣椒、酒、咖啡、石膏、黄芩等。

二十五、肺胀（慢性阻塞性肺疾病稳定期）辨证施食方

（一）疾病概述

肺胀是多种慢性肺系疾患反复发作，日久不愈，导致肺气胀满，肺、脾、肾虚损，气道滞涩不利而出现的胸中胀满。多见于老年男性，特别是吸烟者。现代医学的慢性肺源性心脏病、慢性支气管炎并肺气肿可参照本病辨证施食。

（二）辨证施食

1. 肺脾气虚证

【证候要点】咳嗽，喘息、气短，动则加重；神疲、乏力或自汗；恶风，易感冒；纳呆或食少；胃脘胀满或腹胀或便溏；舌体胖大或有齿痕，舌苔薄白或腻。

【食药调护原则】健脾补肺。

【常用食药】山药、百合、薏苡仁、核桃、胡萝卜、鸡肉。

【常用食药方】

①山药泥（《简单便方》）：山药蒸熟捣烂半碗，加入甘蔗汁半碗，和匀，温热服用。

②百合党参猪肺汤（《药膳 汤膳 粥膳》）：百合30g，党参15g，猪肺150g，盐适量。将党参、百合共入锅中，水煎2次，去渣取汁一大碗；猪肺切块，漂净血水，焯水后将药汁倒入锅中，加适量水煮熟，加入食盐调味，吃肺喝汤，每日1剂，连用3~5日。

③人参粥（《食鉴本草》）：见P29中风（脑梗死急性期）（中脏腑）元气败脱证。

【禁忌食药】忌食生冷、寒凉、辛辣刺激、破气的食药，如冷饮、苦瓜、黄瓜、茄子、空心菜、芹菜、苋菜、茭白、柿子、香蕉、枇杷、梨、豆腐、山楂、佛手、槟榔、大蒜、香菜、大头菜、胡椒、紫苏叶、薄荷、荷叶等。

2. 肺肾气虚证

【证候要点】喘息、气短，动则加重；乏力或自汗；恶风，易感冒；腰膝酸软，耳鸣，头昏或面目虚浮；小便频数、夜尿多，或咳而遗尿；舌质淡、舌苔白。

【食药调护原则】补益肺气、肾气。

【常用食药】枸杞、黑芝麻、核桃、木耳、山药、杏仁、桂圆、牛肉、猪心、羊肉等。

【常用食药方】

①冬虫夏草炖胎盘（《秘传中华药膳宝典》）：冬虫夏草10g，鲜紫河车1个。将冬虫夏草洗净，鲜紫河车挑去血丝，用水反复漂洗净，切块。将全部用料放入炖盅，加水少许，隔水炖熟食用。

②参芪粥（《呼吸病调养与康复》）：党参、黄芪、怀山药各30g，半夏10g，粳米100g。黄芪切片，与半夏煎汤2次，共取药汁约2碗，混合后分2份，早

晚各用1份，与粳米、党参、山药加水同煮为粥，调入白糖少许食用。

③蛤蚧冬虫散（《哮喘病调治与生活宜忌》）：蛤蚧1对，去头足，研粉；冬虫夏草15g，贝母30g，黄精30g，陈皮15g，均研粉；白蜜或饴糖500g。将上药充分和匀后装瓶待用。每次5g，每日2～3次，服用时以蜂蜜或饴糖调和。

④核桃杏仁汤（《药膳 汤膳 粥膳》）：核桃仁25g，杏仁、生姜各10g，蜂蜜适量。将生姜洗净，与核桃仁、杏仁分别捣碎，一同入锅，加水400mL，煮沸加蜂蜜，然后改用文火煮10分钟即可。

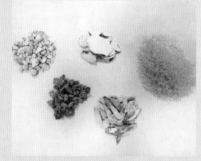 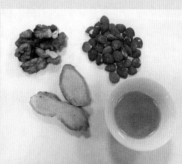

参芪粥食材   核桃杏仁汤食材

【禁忌食药】参见P124肺胀（慢性阻塞性肺疾病稳定期）肺脾气虚证。

3.肺肾气阴两虚证

【证候要点】喘息、气短，动则加重；自汗或乏力，易感冒，腰膝酸软，耳鸣，头昏或头晕，干咳或少痰、咳嗽不爽，盗汗，手足心热，舌质淡或红、舌苔薄少或花剥。

【食药调护原则】益气养阴。

【常用食药】莲子、牛奶、蛋类、百合、荸荠、鲜藕、雪梨、银耳、老鸭。

【常用食药方】

①虫草炖老鸭（《本草纲目拾遗》）：冬虫夏草5根，老鸭1只，葱、黄酒、生姜、胡椒、食盐、酱油适量。将老鸭去肚杂洗净，纳冬虫夏草于肚腹中，以线扎好，加调味品炖熟食用。

②百合参耳汤（《药膳 汤膳 粥膳》）：百合、太子参各15g，银耳12g，冰糖适量。银耳清水泡发，去杂质洗净，与洗净的百合、太子参一同放入砂锅，加水适量，武火煮沸，文火炖至银耳熟烂，加冰糖调味。

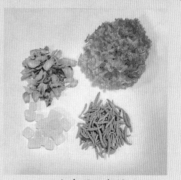

百合参耳汤食材

③人参银耳汤（《中国药膳辨证治疗学》）：见P73肺癌气阴两虚证。

【禁忌食药】忌食辛辣、生冷、破气、耗气伤阴的食药，如辣椒、花椒、大蒜、羊肉、狗肉、鸽肉，以及佛手、元胡、大蓟、青皮等。

二十六、乳腺癌辨证施食方

（一）疾病概述

乳腺癌中医名"乳岩"，好发于40~60岁妇女，是女性常见肿瘤之一。多因郁怒伤肝，思虑伤脾，致气滞痰凝；或冲任失调，气滞血凝而生。症见乳房部肿块，质地坚硬，高低不平，病久肿块溃烂，脓血污秽恶臭，疼痛日增。乳腺癌已成为当前社会的重大公共卫生问题，其病因尚未完全清楚，但研究发现，乳腺癌的发病存在一定的规律，具有乳腺癌高危因素的女性容易患乳腺癌。

（二）辨证施食

1. 气滞痰凝证

【证候要点】乳房肿块胀痛，两胁作胀，心烦易怒。或口苦，头晕目眩。舌苔薄白或薄黄。

【食药调护原则】疏肝理气，化痰散结。

【常用食药】陈皮、丝瓜、李子、海带、紫菜、青皮、佛手、香橼、木瓜。

【常用食药方】

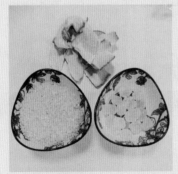

佛手粥食材

①海带汤（家常菜）：海带（泡发）300g，猪脊骨400g，玉米1个，姜、盐、胡椒、味精适量。干海带提前4小时泡发，脊骨洗净飞水；海带切丝，姜切片，玉米切段；将飞了水的骨头和玉米、海带、姜全部放入炖锅，加适量水，炖2小时，调入盐和胡椒粉即可。

②麦芽青皮饮（《中医食疗学》）：麦芽30g，青皮10g。两药同煎，取汁去渣，代茶饮。

③香橼饮（《食物与治病》）：鲜香橼1个，麦芽糖适量。香橼洗净切片，与麦芽糖一起入碗内，隔水炖3~4小时至香橼熟烂。

④佛手粥（《保健药膳》）：佛手15g，粳米100g，冰糖适量。将佛手煎汤去渣，粳米冰糖煮粥，粥成调入佛手汁。

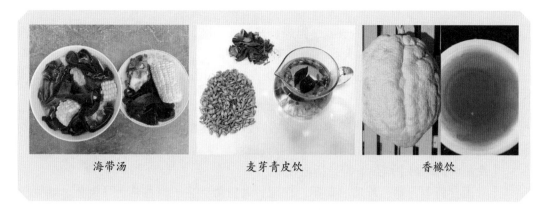

海带汤　　　　　　　麦芽青皮饮　　　　　　香橼饮

【禁忌食药】忌食生冷寒凉、油腻厚味、辛辣发物类，如冷饮、凉拌菜、肥肉、螃蟹、豆类及各种油炸食品、火锅。

2. 冲任失调证

【证候要点】乳房肿块胀痛，两胁作胀，头晕目眩。或月经失调，腰腿酸软，五心烦热，目涩，口干。舌质红，苔少有裂纹。

【食药调护原则】调理冲任，补益肝肾。

【常用食药】红枣、甲鱼、桑葚、黑木耳、枸杞、山药、女贞子。

【常用食药方】

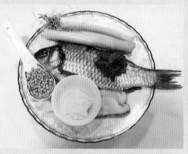

红杞鲫鱼汤食材

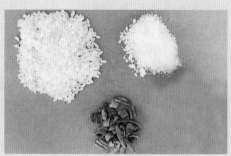

五加皮粥食材

①红杞鲫鱼汤（自组方）：鲫鱼500g，枸杞15g，姜10g，大葱10g，胡椒、盐、猪油适量。将活鲫鱼宰杀，去鳞、鳃和内脏，洗净；姜切片，葱切花。锅内放猪油烧热，放入姜片和鲫鱼略煎，加水烧开后，加胡椒粉、葱花改小火炖至汤白肉烂即可，食时以少许食盐调味。

②五加皮粥（《全幼心鉴》）：五加皮粉3g，粳米30g。将粳米煮粥，粥成调入五加皮粉及适量白糖。

③杞地鳖甲汤（《食疗本草学》）：甲鱼1只，枸杞子、山药各30g，女贞子、熟地黄各15g。上药加水，文火炖至甲鱼熟透，去药渣，食肉喝汤。

【禁忌食药】忌食生冷、寒凉、温燥、辛辣、油腻、刺激食药，如冷饮、烧烤、炸鸡、五花肉、石膏、知母、大蒜、附子等。

3. 毒热蕴结证

【证候要点】乳房肿块迅速增大，疼痛或红肿甚至溃烂翻花，分泌物臭秽等，或发热、心烦，口干，便秘，舌质暗红，舌苔黄白或黄厚腻。

【食药调护原则】清热解毒，活血化瘀。

【常用食药】莲藕、苦瓜、葡萄、柠檬、大白菜、茄子、香菇、马齿苋、绿豆、银花、蒲公英。

【常用食药方】

①菱角薏苡仁粥（自组方）：新鲜菱角250g，薏苡仁50g，糯米50g，冰糖适量。新鲜菱角洗刷干净，从中间切开，去壳，剥出菱角肉备用，薏苡仁提前浸泡1~2小时；所有材料（除冰糖外）加水大火煮开转小火煮50分钟左右，起锅前加适量冰糖调味。

②马齿苋绿豆汤（《中国药膳大辞典》）：马齿苋30g，绿豆50g，马齿苋洗净切碎，与绿豆水煎至豆熟，取汁250mL，分2次温服。

③苦竹叶粥（《中医食疗方全录》）：苦竹叶12g，生石膏30g，粳米100g，砂糖适量。先煮苦竹叶、生石膏，去渣，下米煮粥，临熟，调入砂糖食用。

④地丁败酱糖茶（《中国药膳大辞典》）：紫花地丁、蒲公英、败酱草各30g，红糖适量，前三味加水500mL煎煮至400mL，加红糖适量，每次饮200mL。

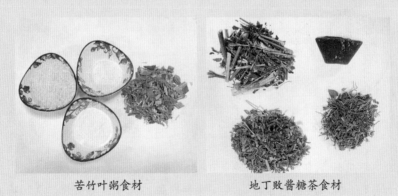

苦竹叶粥食材　　　　　　　　　地丁败酱糖茶食材

【禁忌食药】忌食辛辣、刺激、油腻、厚味、补益、温燥、发物类食药，如辣椒、丁香、大蒜、桂圆、参类、鹿茸、公鸡肉、羊肉等。

4. 气血两虚证

【证候要点】疲倦乏力，精神不振，食欲不振，失眠多梦，口干少津，二便失调，舌淡，苔薄白。

【食药调护原则】益气养血，健脾补肾。

【常用食药】龙眼肉（桂圆）、大枣、茯苓、山药、黑芝麻、瘦肉、牛乳。

【常用食药方】

①小米大枣粥（自组方）：小米100g，红枣50g，白糖适量。小米、红枣洗净，用清水浸泡1小时；二者同入锅，加适量清水，武火煮沸后文火煮成稠粥，加入白糖调味即可。

②黄芪鸡茸粥（《中华现代药膳食疗手册》）：黄芪9g，乌鸡肉25g，粳米50g，食盐、味精适量。黄芪洗净水煎2次，弃渣取汁备用。乌鸡肉洗净煮熟，剁成泥茸，加入粳米中同煮至米熟成粥，加入黄芪汁略煮，加食盐、味精适量即可。

③八珍炖肉（《疾病的食疗与验方》）：见P84臁疮（下肢溃疡）气虚血瘀证。

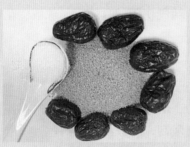 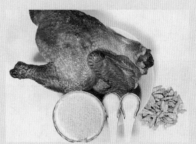

小米大枣粥食材　　　　　黄芪鸡茸粥食材

【禁忌食药】忌食生冷、刺激、油炸、耗气降气类食物，如山楂、佛手、槟榔、大蒜、苤蓝、萝卜缨、薄荷、荷叶、荸荠等。

5.气阴两虚证

【证候要点】乏力，口干苦、喜饮，纳差，乏力，腰腿酸软，五心烦热，舌质干红，少苔或薄苔。

【食药调护原则】益气养阴。

【常用食药】黑木耳、银耳、鸭肉、沙参、人参、黄芪、鸡、牛肉。

【常用食药方】

①莲藕小米粥（自组方）：莲藕80g，小米80g，黑枸杞、冰糖适量。莲藕洗净切碎，小米洗净，二者同入锅，加适量水，武火煮沸文火炖至粥熟前10分钟，加入洗净黑枸杞，加冰糖适量。

②沙参百合鸭汤（《中医食疗方全录》）：北沙参30g，百合30g，老鸭肉

30g。共煮，鸭肉熟后即成，饮汤吃肉。

③人参黄芪粥（《中国药膳大辞典》）：人参5g，黄芪20g，粳米80g，白糖5g，白术10g。人参、白术、黄芪浸泡10分钟后用小火慢煎成浓汁，煎煮3次混匀药汁，早晚分别煮粳米粥，加白糖趁热食用。

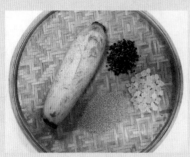
莲藕小米粥食材

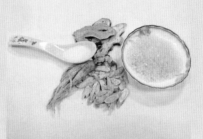
人参黄芪粥食材

【禁忌食药】忌食辛辣、生冷、破气、耗气伤阴的食药，如辣椒、花椒、大蒜、佛手、元胡、大蓟、青皮等。

6. 瘀毒互结证

【证候要点】肿瘤增长迅速，神疲乏力，纳差消瘦，面色晦暗。或伴有疼痛，多为刺痛或胀痛，痛有定处；或伴有乳房肿物坚韧，若破溃则腐肉色败不鲜。舌淡或淡暗，苔白。

【食药调护原则】解毒化瘀。

【常用食药】苦瓜、丝瓜、海带、海蜇、马蹄、绿豆。

【常用食药方】

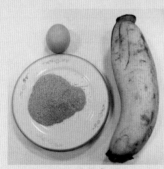
三七蒸蛋食材

①三七蒸蛋（《同寿录》）：三七粉3g，莲藕1段，鸡蛋1枚。莲藕洗净削皮，榨取藕汁约50mL置碗中；鸡蛋去壳，与三七粉、藕汁一起搅拌（也可加少许冰糖调味），隔水蒸1小时即可。

②绿豆粥（《普济方》）：见P120呕吐（急性胃炎）暑湿伤胃证。

③大枣赤豆莲藕粥（自组方）：见P60胃脘痛（慢性胃炎）胃络瘀阻证。

【禁忌食药】参见P38眩晕病（原发性高血压）痰瘀互结证。

二十七、紫癜风（过敏性紫癜）辨证施食方

（一）疾病概述

过敏性紫癜又称出血性毛细血管中毒症、亨–舒综合征（Henoch-Schönlein purpura，HSP）或IgA血管炎，为一种常见的血管变态反应性疾病。因机体对某些致敏物质产生变态反应，导致血液逸于皮肤、黏膜之下，出现瘀点瘀斑，还可见关节肿痛、腹痛、便血、血尿和蛋白尿等症状。本病多见于青少年，男性发病率多于女性，春、秋季节发病较多。中医病名紫癜风。

（二）辨证施食

1. 风盛血热证

【证候要点】病情较急，出血严重，皮肤紫癜成片，高出皮面，瘙痒、发热恶风，口干咽痛。

【食药调护原则】清热凉血止血。

【常用食药】丝瓜、雪梨、苦瓜、白茅根、生地黄、鲜藕、芦根。

【常用食药方】

①芝麻拌藕片（《中国食疗大全》）：见P92急性非淋巴（髓）细胞白血病邪热炽盛证。

②生地黄粥（《二如亭群芳谱》）：见P89白疕（寻常性银屑病）血热证。

③绿豆薄荷粥（《药膳汤膳粥膳》）：见P89白疕（寻常性银屑病）血热证。

【禁忌食药】参见P89白疕（寻常性银屑病）血热证。

2. 阴虚火旺证

【证候要点】紫癜色红，时发时隐。或紫癜消失后，仍感腰膝酸软，五心烦热，潮热盗汗，头晕，口燥咽干。

【食药调护原则】滋阴降火，宁络止血。

【常用食药】山药、枸杞、黄瓜、甲鱼、阿胶、旱莲草、百合。

【常用食药方】

①百合粥（《本草纲目》）：鲜百合50g，粳米适量加水洗净，武火煮沸，文火煮半熟加入百合，再熬成粥即可。

②旱莲草粳米粥（《中华养生药膳大典》）：旱莲草10g，白茅根15g，粳米

60g。旱莲草、白茅根加水适量煎取药汁约400mL，放碗中沉淀备用，粳米洗净加入药汁上清液和适量水，共同煮至粥熟即可。

③栀子鸡蛋汤（《药膳 汤膳 粥膳》）：栀子10g，鸡蛋1～2个，将鸡蛋煮熟，剥壳去蛋白取蛋黄，与栀子共用水煎汤服用。

④银耳莲子百合饮（自组方）：见P67消渴病（2型糖尿病）阴虚火旺证。

【禁忌食药】忌食温热、香燥、油炸、含糖量高的食物，高脂肪、高胆固醇的食物也应少食。荔枝、桂圆、香蕉、菠萝等含糖高的水果应少食，人参、鹿茸、附子、丁香等温热性药物禁用。

3. 气虚不摄证

【证候要点】紫癜反复发作，遇劳即发，迁延不愈，紫癜隐约散在，色淡红。面色少华，疲乏气短，食欲下降。

【食药调护原则】益气养血。

【常用食药】红枣、桂圆、党参、茯苓、花生、豆腐、鸡、蛋、牛肉。

【常用食药方】

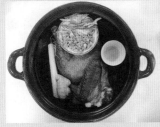
归参鸡食材

①黄精鸡骨酱（《中国食疗大全》）：黄精30g，仔母鸡1只。将母鸡剁成3cm见方的块，放入沸水中烫3分钟捞出，洗净血沫，装入汽锅内，加入姜、葱、盐等调料，加上洗净切好的黄精，上笼蒸3小时即可。

②归参鸡（《中国食疗大全》）：母鸡1只，当归15g，党参15g，把党参、当归、葱、姜、料酒、盐放入洗净的鸡腹内，入锅加水，小火炖至肉熟烂即成。

③龙眼肉粥（《老老恒言》）：见P112青盲（视神经萎缩）气血两虚证。

④花生红枣汤（《药膳 汤膳 粥膳》）：见P91急性非淋巴（髓）细胞白血病邪盛正虚证。

【禁忌食药】参见P91急性非淋巴（髓）细胞白血病邪盛正虚证。

4. 湿热蕴结证

【证候要点】皮肤散在紫癜。伴有腹胀腹痛。或有关节肿痛，口黏口苦，头重身倦，大便黏滞，或有呕吐腹泻，纳呆，甚则便血。

【食药调护原则】清热除湿。

【常用食药】绿豆、山药、薏苡仁、冬瓜、苦瓜、黄芩、马齿苋。

【常用食药方】

①苦瓜茶（《偏方大全》）：见P103大肠息肉（结肠息肉）湿瘀阻滞证。
②薏苡仁二豆粥（《中医食疗学》）：见P63肾风（IgA肾病）风湿内扰证。
③马齿苋藕汁饮（《中医食疗学》）：见P45胸痹心痛病热毒血瘀证。

【禁忌食药】参见P45胸痹心痛病热毒血瘀证。

二十八、胆胀（胆囊炎）辨证施食方

（一）疾病概述

胆胀是指胆腑气机通降失常引起的以右上腹或中腹胀痛，伴有右肩胛疼痛，发热、黄疸、口苦、恶心、嗳气为主要表现的一种病症。多发生于40岁以上的肥胖女性，病程长，易反复发作。发生与情志失调、饮食不节、劳逸过度，外感六淫或虫石阻滞等有关。常见于西医学胆囊炎、胆石症。

（二）辨证施食

1.肝胆郁滞证

【证候要点】右胁胀满疼痛，痛引右肩，遇怒加重，胸闷脘胀，善太息，嗳气频作，吞酸嗳腐，苔白腻。
【食药调护原则】疏肝利胆。
【常用食药】苦瓜、芹菜、白菜、丝瓜、黄花菜、玫瑰花、佛手、香橼。

【常用食药方】

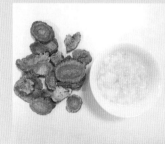

木香饮食材

①木香饮（《简单便方》）：木香20g，研末备用。取木香粉2g，入热米酒15mL调服，每日2次。
②佛手茶（《本草再新》）：见P41胸痹心痛病气滞血瘀证。
③金橘山药粟米粥（自组方）：见P55胃脘痛（慢性胃炎）肝胃气滞证。

【禁忌食药】忌食壅阻气机的食药，如土豆、红薯、南瓜、肥肉、高汤、阿胶、熟地黄等油腻滋补食药。

2. 肝胆湿热证

【证候要点】右胁胀满疼痛，胸闷纳呆，恶心呕吐，口苦心烦，大便黏滞，或见黄疸，舌红苔黄腻。

【食药调护原则】清热利湿。

【常用食药】薏苡仁、黄瓜、芹菜、冬瓜、栀子、玉米须、茵陈。

【常用食药方】

①栀子仁粥（《太平圣惠方》）：栀子仁10g，粳米100g，冰糖10g。栀子仁研粉备用，将粳米入锅加水煮粥至八成熟时，加入栀子仁粉入粥内继续熬熟，调入冰糖即可。

②玉米须蚌肉汤（《中国药膳学》）：玉米须50g，蚌肉120g。先将蚌肉放入陶锅文火煮熟，再放入玉米须一起煮烂。每次吃蚌肉30g，喝汤约150mL。

③鸡骨草枣汤（《岭南草药志》）：鸡骨草30g，大枣10枚。鸡骨草与大枣一起放入陶锅加水适量，煎煮20分钟即可。

④芝肉茵陈汤（《药膳 汤膳 粥膳》）：肉灵芝100~150g，茵陈30g。将肉灵芝和茵陈洗净，然后一同放入锅内，加清水煨汤，去茵陈渣即可。

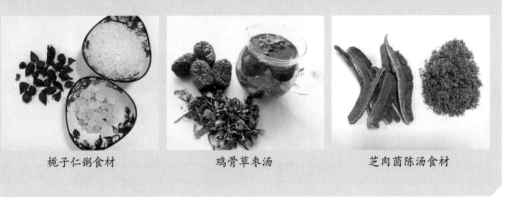

栀子仁粥食材　　　　　　鸡骨草枣汤　　　　　芝肉茵陈汤食材

【禁忌食药】参见P57胃脘痛（慢性胃炎）脾胃湿热证。

3. 气滞血瘀证

【证候要点】右胁刺痛较剧，痛有定处而拒按，面色晦暗，口干口苦，舌质紫暗或舌边有瘀斑。

【食药调护原则】疏肝理气，活血祛瘀。

【常用食药】山楂、大枣、玫瑰花、三七、丹参、香橼、橘皮、佛手。

【常用食药方】

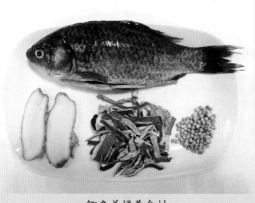

鲫鱼姜橘羹食材

①鲫鱼姜橘羹（《药膳 汤膳 粥膳》）：鲫鱼1条（250g），生姜30g，橘皮10g，胡椒、盐适量。鲫鱼去鳞、鳃、肠杂，生姜、橘皮洗净切碎，与胡椒一同装入布袋并填入鱼肚内，加水适量，小火煨熟，加盐少许即可。

②佛手元胡山楂汤（《食疗药膳》）：见P98混合痔气滞血瘀证。

③白萝卜丝汤（家常菜）：见P31中风（脑梗死急性期）（中经络）痰热腑实证。

【禁忌食药】参见P104大肠息肉（结肠息肉）气滞血瘀证。

4. 肝郁脾虚证

【证候要点】右胁胀痛，倦怠乏力，情绪抑郁或烦躁易怒，腹胀，嗳气叹息，口苦，恶心呕吐，食少纳呆，大便稀溏或便秘，舌淡或暗，苔白。

【食药调护原则】疏肝健脾。

【常用食药】莲藕、山药、柚子、木香、佛手、砂仁、青皮、玫瑰花。

【常用食药方】

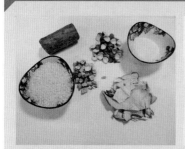
沙参佛手粥食材

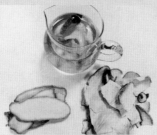
佛手姜汤

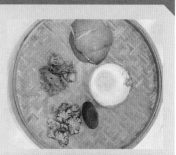
柚皮醪糟食材

①沙参佛手粥（《药膳 汤膳 粥膳》）：沙参、山药、莲子、佛手各20g，粳米50g，糖适量。先将山药切成小片，与莲子、沙参一起泡透后，再加入所有材料，加水用武火煮沸后，再用小火熬成粥。

②佛手姜汤（《中国药膳》）：佛手10g，生姜6g。入沸水煮5分钟，去渣取

汁，加适量白糖温服。

③柚皮醪糟（《重庆草药》）：柚子皮（去白）、青木香、川芎各等份，醪糟、红糖适量。将柚子皮、青木香、川芎制成细末，煮红糖醪糟一小碗，兑入药末36g。

【禁忌食药】忌食生冷、寒凉、辛辣、油腻食药，如冷饮、凉菜、鱼腥草、马齿苋、豆腐、石膏、大黄、辣椒、肥肉等。

5.胆腑郁热证

【证候要点】右胁灼热疼痛，或绞痛或胀痛或钝痛或剧痛，疼痛放射至右肩胛，脘腹不舒，恶心呕吐，大便不畅或见黄疸或伴发热。舌质红，苔黄。

【食药调护原则】清热泻火。

【常用食药】冬瓜、苦瓜、菊花、竹茹、橘皮、山栀子、蒲公英。

【常用食药方】

①黄金茶（《中医食疗学》）：大黄、鸡内金、蒲公英、香橼各30g，将上药研末备用，取20g放入杯中，冲入沸水，浸泡20~30分钟后饮用，可冲泡3次。

②凉拌菊苣（《中医食疗学》）：菊苣嫩叶100g，冲洗干净，佐料调拌，每日2次。

③佛手菊花茶（《中华临床药膳食疗学》）：见P56胃脘痛（慢性胃炎）肝胃郁热证。

④凉拌二瓜（《中医食疗学》）：见P56胃脘痛（慢性胃炎）肝胃郁热证。

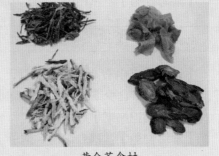

黄金茶食材

【禁忌食药】忌食温热、香燥、油炸食物，高脂肪、高胆固醇的食物也应少食。荔枝、桂圆、香蕉、菠萝等性温热的水果应少食，中药如甘草、人参、鹿茸等禁用。

二十九、尪痹（类风湿关节炎）辨证施食方

（一）疾病概述

尪痹是中医病名，属于西医类风湿关节疾病，系风寒湿邪客于关节，气血痹阻所致的骨关节疾病，以小关节疼痛，肿胀，晨僵为特点，起病缓慢，迁延不愈，多因

天气或节气变化反复发作。初起多以小关节呈对称性疼痛肿胀，好发于指关节、腕关节，晨僵，活动不利；病久受累关节呈梭形肿胀、疼痛拒按，活动时疼痛；后期关节变形僵直，周围肌肉萎缩。多见于中老年人群。

（二）辨证施食

1. 风湿痹阻证

【证候要点】肢体关节疼痛、重着，或有肿胀，痛处游走不定，关节屈伸不利，舌淡红，苔白腻。

【食药调护原则】祛风除湿，通络止痛。

【常用食药】鳝鱼、薏苡仁、木瓜、樱桃、辣椒、生姜、大葱、豆豉。

【推荐食疗方】

①葱豉汤（自组方）：连须葱白30g，淡豆豉10g，生姜3片，黄酒30g。连须葱白洗净，切段；将葱白、淡豆豉、生姜加水500mL，大火烧沸后，加黄酒煎煮3～5分钟，趁热饮用，服后盖被发汗。

②薏苡仁粥（《本草纲目》）：见P57胃脘痛（慢性胃炎）脾胃湿热证。

③鳝鱼汤（《中国饮食保健学》）：见P74项痹病（神经根型颈椎病）风寒痹阻证。

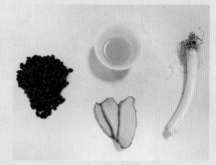

葱豉汤食材

④威灵仙酒（《中药大辞典》）：见P74项痹病（神经根型颈椎病）风寒痹阻证。

【禁忌食药】忌食寒凉、油腻、滋腻食药及生冷瓜果，如冷饮、西瓜、梨、芹菜、茼蒿、苦瓜、石膏、豆腐、鱼腥草、肥肉等。

2. 寒湿痹阻证

【证候要点】肢体关节冷痛，肿胀、屈伸不利，局部畏寒，得寒痛剧，得热痛减，舌胖，舌质淡暗，苔白腻或白滑。

【食药调护原则】温经散寒，祛湿通络。

【常用食药】牛肉、山药、枣、红糖、赤小豆、乌头、羌活、桂枝、肉桂。

【常用食药方】

①红枣山药粥（《膳食保健》）：山药100g，大枣15枚，粳米100g，冰糖适

量。将粳米、山药、红枣（去核）洗净，放入砂锅，加水适量，煮烂成粥，再加入冰糖，搅拌均匀即可。

②黄酒烧牛肉（自组方）：牛腱子肉2条，黄酒500g。草豆蔻、八角、茴香、良姜、花椒、白芍、干辣椒、葱、姜各适量。牛腱肉清洗，下开水锅焯水5分钟，捞起来用温水再度清洗。把牛腱肉放进压力煲，放入调味品：先后放入生抽、老抽、黄酒、盐、糖。煲压20分钟后，把牛腱肉翻过来，再煲压20分钟。焖卤好的牛腱肉在料汁中浸泡4小时以上进味。

③双桂粥（《粥谱》）：肉桂2～3g，桂枝10g，粳米50～100g。将桂枝、肉桂共煎2次，每次20分钟，合并煎液，去渣。将粳米淘净煮粥，待粥煮沸，放入二桂煎汁和红糖，同煮成粥。早晚温服。

④鳝鱼汤（《中国饮食保健学》）：见P74项痹病（神经根型颈椎病）风寒痹阻证。

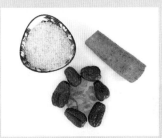 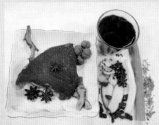 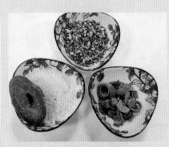

红枣山药粥食材　　　　　　黄酒烧牛肉食材　　　　　　双桂粥食材

【禁忌食药】参见P80腰椎间盘突出症寒湿痹阻证。

3. 湿热痹阻证

【证候要点】关节肿痛，触之灼热或有热感，口渴不欲饮，烦闷不安，或有发热，舌质红，苔黄腻。

【食药调护原则】清热通络，祛风除湿。

【常用食药】薏苡仁、红豆、黄瓜、苦瓜、冬瓜、丝瓜、绿豆、豆芽、木瓜。

【常用食药方】

①冬瓜薏苡仁汤（自组方）：冬瓜500g，薏苡仁50g，生姜5片，盐适量。薏苡仁洗净浸泡2小时，冬瓜洗净去皮，切成小片，香葱洗净切末备用。锅中烧水，放入浸泡好的薏苡仁，大火煮开，转小火慢煮30分钟左右放入冬瓜块，继续小火煮15分钟，最后放入盐、鸡精、葱末调味。

②桑枝酒（《中医药膳学》）：桑枝、黑豆（炒香）、五加皮、木瓜、十大功劳、金银花、薏苡仁、黄柏、蚕沙、松仁各10g，白酒1000mL。将药捣碎，入布袋，置容器中，加入白酒，密封浸泡15天后，过滤去渣即成。内服，每次

20mL。

③秦艽桑枝煲老鸭（《中华养生药膳大全》）：秦艽30g，老桑枝50g，净老鸭1000g。将老鸭洗净切块，与中药材一同入煲，加水适量，煲烂后调味，吃鸭肉饮汤。

④丝瓜鲫鱼汤（《中医食疗学》）：见P63肾风（IgA肾病）风湿内扰证。

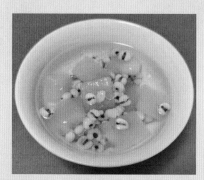
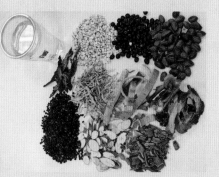

冬瓜薏苡仁汤　　　　　　　　桑枝酒食材

【禁忌食药】忌食辛辣、燥热、煎炸食物，如葱、姜、蒜、胡椒、小茴香、花椒等调味品，羊肉、狗肉等具有强温热特性的食物，以及麻辣食品等。

4. 痰瘀痹阻证

【证候要点】关节肿痛日久不消，晨僵，屈伸不利，关节周围或皮下结节，舌暗紫，苔白厚或厚腻。

【食药调护原则】活血化瘀。

【常用食药】山楂、桃仁、陈皮、薏苡仁、绿豆、红花、海带。

【常用食药方】

①山芋薏苡仁粥（自组方）：山芋300g，薏苡仁100g，白糖适量。薏苡仁洗净浸泡2小时，山芋洗干净去皮，切成滚刀块。将泡好的薏苡仁及山芋放入炖锅，武火煮沸，文火炖至熟烂，加入白糖调味即可。

②海带绿豆汤（《药膳保健》）：海带20g，绿豆15g，甜杏仁9g，玫瑰花6g，红糖适量。前4味入水洗净，玫瑰花用纱布包扎，一同入锅，加适量水，煮熟，去除玫瑰花，加红糖调拌即可。其汁可作为饮料常饮。

③薏苡仁桃仁汤（《圣济总录》）：桃仁15g，丹皮15g，冬瓜仁15g，薏苡仁50g，粳米100g，白糖适量。将上述中药及粳米分别洗净；丹皮、桃仁、冬瓜仁水煎，去渣，取汁，再入薏苡仁、粳米煮粥。待粥熟时，调入适量白糖即可。

④山楂海带丝（《中华养生药膳大全》）：见P90白疕（寻常性银屑病）血瘀证。

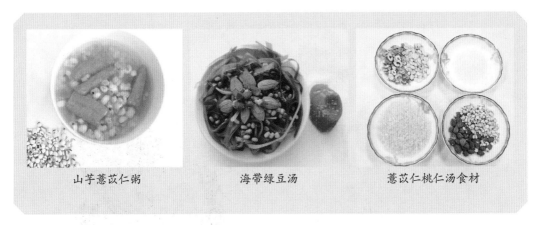

山芋薏苡仁粥　　　　　　海带绿豆汤　　　　　薏苡仁桃仁汤食材

【禁忌食药】参见P38眩晕病（原发性高血压）痰瘀互结证。

5. 气血两虚证

【证候要点】关节肌肉酸痛无力，活动后加剧，或肢体麻木，肌肉萎缩，关节变形；少气乏力，自汗，心悸，头晕目眩，面黄少华，舌淡，苔薄白。

【食药调护原则】补益气血。

【常用食药】大枣、薏苡仁、赤小豆、山药、阿胶、鸡肉、牛肉、黑芝麻、龙眼肉（桂圆）。

【常用食药方】

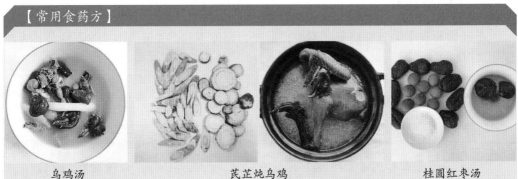

乌鸡汤　　　　　　　芪芷炖乌鸡　　　　　　桂圆红枣汤

①乌鸡汤（自组方）：乌鸡半只，红枣、桂圆、枸杞各10颗，姜3片，葱白1段，料酒、盐适量。红枣、桂圆、枸杞各10颗，洗净放入碗中，倒入清水浸泡5分钟；乌鸡半只，切成小块，洗净放碗中。碗中倒入沸水，将乌鸡烫5分钟，捞出洗净沥干备用；将烫好的乌鸡，浸泡好的红枣、桂圆，葱白、老姜放入电饭煲中，倒入料酒30mL、清水适量，慢炖约2小时。开盖加入盐3g，放入枸杞，搅拌均匀，盖上盖子继续炖煮5分钟即可。

②芪芷炖乌鸡（《养生食疗方》）：黄芪30g，白芷15g，乌骨鸡半只。乌骨鸡去毛及内脏，洗净，黄芪、白芷装入纱布袋内，一起放入砂锅，小火炖煮至熟烂。吃肉喝汤。

③桂圆红枣汤（《中国食疗大全》）：龙眼（桂圆）50g，红枣100g洗净，

加水适量煮至熟烂，再加白糖，取汤饮。

【禁忌食药】忌食生冷、刺激、油炸、耗气降气类食物，如山楂、佛手、槟榔、大蒜、苤蓝、萝卜缨、荜拔、紫苏叶、薄荷、荷叶、荸荠等。

6.肝肾不足证

【证候要点】关节肌肉疼痛，肿大或僵硬变形，屈伸不利，腰膝酸软无力，关节发凉，畏寒喜暖，舌红，苔薄白。

【食药调护原则】补益肝肾，舒筋止痛。

【常用食药】甲鱼、山药、枸杞子、鸭肉、鹅肉、芝麻、黑豆、牛膝、海参。

【常用食药方】

①山药芝麻糊（《民间食谱集锦》）：铁棍山药200g，黑芝麻20g，水1000mL。山药洗净切小片与黑芝麻一同放入豆浆机中，加入水，启动功能键打熟成浓糊状。

②枸杞鸭汤（自组方）：老鸭块500g，枸杞20g，沙参10g，黄芪5g，小葱4根，姜3片，盐、料酒适量。鸭肉洗净，姜切片，枸杞、沙参、黄芪洗净；锅中加入1L清水，放入鸭肉、料酒20mL、小葱4根煮沸，撇去浮沫，大火煮10分钟，捞出备用。砂锅中放入鸭肉、生姜、沙参、黄芪、2L清水，煮沸后中小火炖煮90分钟。加入盐、枸杞再炖煮30分钟。

③龟板煲猪脊（《中藏经》）：龟甲、巴戟天各15g，牛膝10g，胡桃肉、海参各20g，猪脊髓1条，盐、葱姜、味精、胡椒适量。海参泡发洗净切丝，猪脊髓焯水。龟甲、牛膝、巴戟天、胡桃肉洗净，与猪脊髓、料酒、葱姜一起入锅，加水适量，武火煮沸，文火炖1小时，下海参再煲1小时，调入盐、料酒、胡椒、味精即可。

【禁忌食药】参见P77项痹病（神经根型颈椎病）肝肾不足证。

三十、积聚（肝硬化）辨证施食方

（一）疾病概述

积聚是由于体虚复感外邪、情志饮食所伤以及他病日久不愈等原因引起正气亏虚，脏腑失和，气滞、血瘀、痰浊蕴结腹内而致，以腹内结块，或胀或痛为主要临床特征的一类病症。结块固定不移，痛有定处者为积证；而聚散无常，痛无定处为聚证。西医肝硬化根据临床表现，代偿期属"症瘕""积聚"的范畴，失代偿期出现腹水，属于"鼓胀"范畴。

（二）辨证施食

1. 湿热内阻证

【证候要点】皮目黄染，颜色鲜明，恶心或呕吐，口干苦或口臭，胁肋灼痛，或纳呆，或腹胀，小便黄赤，大便秘结或黏滞不畅，舌苔黄腻。

【食药调护原则】清热利湿。

【常用食药】西瓜、梨、番茄、藕、冬瓜、苦瓜、黄瓜、薏苡仁、绿豆、赤小豆、鲤鱼。

【常用食药方】

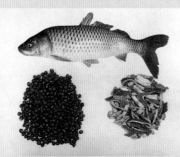
鲤鱼赤豆陈皮汤食材

①鲤鱼赤豆陈皮汤（《药膳 汤膳 粥膳》）：鲤鱼1条（约1000g），赤豆120g，陈皮6g。鲤鱼去鳞、鳃及内脏、洗净，然后将赤豆洗净放入鱼肚中，入锅，加水适量，武火煮沸，再转用文火慢炖至鱼熟汤浓即可。

②茵陈粥（《粥谱》）：见P57胃脘痛（慢性胃炎）脾胃湿热证。

③栀子仁粥（《太平圣惠方》）：见P134胆胀（胆囊炎）肝胆湿热证。

④玉米须蚌肉汤（《中国药膳学》）：见P134胆胀（胆囊炎）肝胆湿热证。

【禁忌食药】参见P57胃脘痛（慢性胃炎）脾胃湿热证。

2. 肝脾血瘀证

【证候要点】胁痛如刺，痛处不移，朱砂掌，或蜘蛛痣色暗，或毛细血管扩张，胁下积块，胁肋久痛，面色晦暗，舌质暗紫，或有瘀斑瘀点。

【食药调护原则】理气活血化瘀。

【常用食药】金橘、柚子、橙子、扁豆、萝卜、山楂、桃仁。

【常用食药方】

①桃仁粥（《太平圣惠方》）：见P71肺癌气滞血瘀证。

②三七炖鸡蛋（《中国药膳大辞典》）：见P98混合痔气滞血瘀证。

③佛手元胡山楂汤（《食疗药膳》）：见P98混合痔气滞血瘀证。

【禁忌食药】忌食生冷、寒凉、壅滞气机的食药，如冷饮、豆浆、红薯、豇豆、板栗等容易胀气的食物；油腻食物，如肥肉、高汤、蛋黄、蟹肉、鱼子、巧克力等。

3. 肝郁脾虚证

【证候要点】胁肋胀痛或窜痛，急躁易怒，喜太息，口干口苦，或咽部有异物感，纳差或食后胃脘胀满，腹胀、嗳气，乳房胀痛或结块，便溏，舌质淡红，苔薄黄或薄白。

【食药调护原则】疏肝健脾。

【常用食药】山楂、山药、扁豆、黑鱼、黑豆、莲藕、大枣、黄芪。

【推荐食疗方】

①沙参佛手粥（《药膳 汤膳 粥膳》）：见P135胆胀（胆囊炎）肝郁脾虚证。

②健脾益气粥（《常用特色药膳技术指南（第一批）》）：见P42胸痹心痛病气虚血瘀证。

③佛手姜汤（《中国药膳》）：见P135胆胀（胆囊炎）肝郁脾虚证。

④柚皮醪糟（《重庆草药》）：见P135胆胀（胆囊炎）肝郁脾虚证。

【禁忌食药】参见P135胆胀（胆囊炎）肝郁脾虚证。

4. 脾虚湿盛证

【证候要点】纳差或食后胃脘胀满，便溏或黏滞不爽，腹胀，气短，乏力，恶心或呕吐，自汗，口淡不欲饮，面色萎黄，舌质淡或齿痕多，舌苔薄白或腻。

【食药调护原则】健脾利湿。

【常用食药】红枣、山药、莲子、薏苡仁、甘薯、鲤鱼、鲫鱼、赤小豆。

【常用食药方】

①薏仁鲫鱼汤（《中医食疗学》）：鲫鱼1条，炒薏苡仁30g，生姜4片，调料少许。将鲫鱼去鳞、腮及内脏，与炒薏苡仁、姜片同入锅内，加水用旺火煮沸后改用小火煲约2小时，加入调料即可。

②莲子薏苡仁山药粥（《中医食疗学》）：莲子（去心）、薏苡仁、山药各30g，分别洗净，一起入砂锅，加适量水，文火煮熟食用。

③羊肉山药汤（《药膳 汤膳 粥膳》）：羊肉500g，怀山药50g，葱白30g，生姜15g，胡椒粉6g，黄酒20g，精盐适量。羊肉剔去筋膜，略划几刀，再入沸水中焯水；葱姜洗净切段。怀山药用清水浸透后切成2cm厚片，与羊肉一同放入锅中，加水、葱白、生姜、胡椒粉、黄酒，武火煮沸，撇去浮沫，文火炖至肉酥烂；捞出羊肉切成片，将原汤除去葱姜，加盐和味精调味，与怀山药一起倒入羊

肉碗内即可。

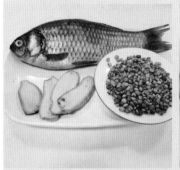

苡仁鲫鱼汤食材

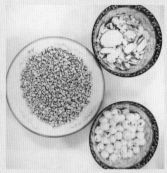

莲子薏苡仁山药粥食材

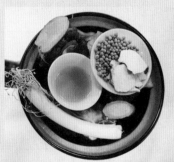

羊肉山药汤食材

【禁忌食药】忌食生冷、寒凉、辛辣、油腻食药，如冷饮、凉菜、鱼腥草、马齿苋、豆腐、石膏、大黄、辣椒、肥肉、甜食等。

5. 肝肾阴虚证

【证候要点】腰痛或腰膝酸软，眼干涩，五心烦热或低热，耳鸣，耳聋，头晕，眼花，胁肋隐痛，劳累加重，口干咽燥，小便短赤，大便干结，舌红少苔。

【食药调护原则】滋补肝肾。

【常用食药】百合、枸杞、栗子、木耳、鸭肉、鱼肉、瘦肉。

【常用食药方】

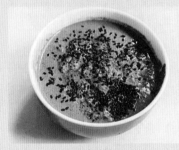

怀药芝麻糊

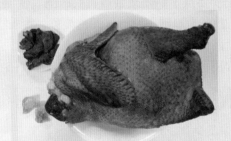

生地黄鸡食材

①怀药芝麻糊（《中国药膳》）：怀山药15g，黑芝麻120g，粳米60g，鲜牛乳200mL，冰糖120g，玫瑰糖6g。粳米淘净，水泡约1小时，捞出沥干，文火炒香；山药洗净，切粒，黑芝麻洗净沥干，炒香。上述三物同入盆内，加入牛乳，清水调匀，磨细，滤去细绒，取浆液待用。另取锅加清水、冰糖烧沸融化，将浆液慢慢倒入锅内不断搅动，加玫瑰糖搅拌成糊状，熟后起锅。

②生地黄鸡（《肘后备急方》）：生地黄250g，雌乌鸡1只，饴糖150g。鸡宰杀后洗净去内脏，生地黄洗净切片入饴糖，调拌后塞入鸡腹内。将鸡腹部朝下

上蒸笼蒸2～3小时，待其熟烂，吃肉饮汤。

③莲子百合煲瘦肉汤（自组方）：见P82腰椎间盘突出症肝肾亏虚证。

【禁忌食药】忌食油腻厚味，辛辣、温热食药，如肥肉、辣椒、丁香、干姜、牛肉、羊肉、猪头肉等。

6. 脾肾阳虚证

【证候要点】五更泄，腰痛或腰酸腿软，阳痿，早泄，耳鸣，耳聋，形寒肢冷，小便清长或夜尿频数，舌质淡胖，苔润。

【食药调护原则】温补脾肾。

【常用食药】韭菜、胡桃、山药、羊肉、牛肉、鸡肉、核桃。

【常用食药方】

①核桃仁炒韭菜（《方脉正宗》）：核桃仁50g，韭菜500g。核桃仁油炸黄，加切段韭菜同炒，加少许食盐。

②羊肉韭菜汤（自组方）：羊肉500g，韭菜200g。羊肉切块，焯水5分钟，温水洗去浮沫，入砂锅加姜片、草果、食盐炖4小时。韭菜洗净切碎，羊肉熟时趁热烫入韭菜碎即可。

③羊肉雀蛋汤（《药膳 汤膳 粥膳》）：见P117肾风（局灶节段性肾小球硬化）脾肾阳虚证。

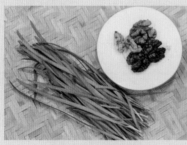
核桃仁炒韭菜食材

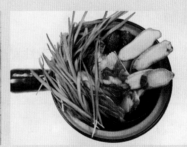
羊肉韭菜汤食材

【禁忌食药】参见P117肾风（局灶节段性肾小球硬化）脾肾阳虚证。

三十一、吐酸病（胃食管反流病）辨证施食方

（一）疾病概述

吐酸指凡酸水由胃中上泛，若随即咽下者，称为吞酸；不咽下而吐出者，则称吐

酸。一般来说，吐酸是指泛吐酸水的症状，轻者又称泛酸，常与胃痛兼见，但亦可单独出现。胃食管反流病是指胃十二指肠内容物反流入食管引起反酸、烧心等症状，属本病范畴。

（二）辨证施食

1. 肝胃郁热证

【证候要点】烧心、反酸，胸骨后灼痛，胃脘灼痛，脘腹胀满，嗳气反食，心烦易怒，嘈杂易饥，舌红苔黄。

【食药调护原则】疏肝解郁，和胃清热。

【常用食药】金橘、猪肚、萝卜、佛手、生姜、芹菜、菊花。

【常用食药方】

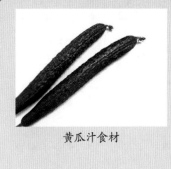

黄瓜汁食材

①黄瓜汁（自组方）：黄瓜200g，加冷开水100mL，入榨汁机榨汁饮用。

②荸荠汁（自组方）：荸荠300g去皮洗净，加冷开水100mL，入榨汁机榨汁饮用。

③佛手菊花茶（《中华临床药膳食疗学》）：见P56胃脘痛（慢性胃炎）肝胃郁热证。

④凉拌二瓜（《中医食疗学》）：见P56胃脘痛（慢性胃炎）肝胃郁热证。

【禁忌食药】参见P56胃脘痛（慢性胃炎）肝胃郁热证。

2. 胆热犯胃证

【证候要点】口苦咽干，烧心，脘胁胀痛，胸痛背痛，反酸，嗳气反流，心烦失眠，嘈杂易饥，舌红苔黄腻。

【食药调护原则】疏肝利胆，清热和胃。

【常用食药】猕猴桃、甘蔗、白菜、蚌肉、生姜、萝卜、蒲公英、梨、苦菜、生菜、芹菜。

【常用食药方】

①白萝卜生姜汁（自组方）：白萝卜1个，生姜10g，捣碎挤汁，加红糖开水冲服。

②蒲公英炒肉丝（自组方）：瘦猪肉100g，蒲公英鲜叶或花茎250g。味精、精盐、料酒、葱花、姜末、酱油适量。将蒲公英鲜叶或花茎去杂洗净，入沸

水锅焯一下，捞出洗净，沥水，切段。猪肉洗净切丝。将料酒、精盐、味精、酱油、葱、姜同时放入碗中拌匀勾成芡汁。油锅烧热，下肉丝煸炒，加入芡汁炒至肉熟时，投入蒲公英鲜叶或花茎炒至入味。

③茵陈粥（《粥谱》）：见P57胃脘痛（慢性胃炎）脾胃湿热证。

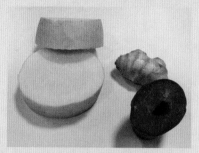 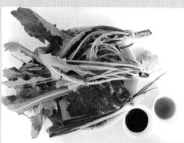

白萝卜生姜汁食材　　　　　　　　　蒲公英炒肉丝食材

【禁忌食药】忌食辛辣刺激、香燥、油腻、温补类食药，如辣椒、花椒、大蒜、油炸食品、牛肉、羊肉、狗肉、鸽肉、鳝鱼、参类、桂圆、荔枝等。

3. 中虚气逆证

【证候要点】反酸或泛吐清水，嗳气反流，胃脘隐痛，胃痞胀满，食欲不振，神疲乏力，大便溏薄，舌淡苔薄。

【食药调护原则】补中益气，健脾和胃。

【常用食药】粳米、莲藕、香菇、山药、猪肚、莲子、生姜、大枣。

【常用食药方】

①姜枣饮（《百病饮食自疗》）：见P58胃脘痛（慢性胃炎）脾胃虚寒证。
②高良姜粥（《饮膳正要》）：见P58胃脘痛（慢性胃炎）脾胃虚寒证。
③乳鸽山药汤（《药膳 汤膳 粥膳》）：见P122呕吐（急性胃炎）脾胃虚弱证。

【禁忌食药】参见P122呕吐（急性胃炎）脾胃虚弱证。

4. 气郁痰阻证

【证候要点】咽喉不适如有痰梗，胸膺不适，嗳气或反流，吞咽困难，声音嘶哑，半夜呛咳，舌苔白腻。

【食药调护原则】理气止郁，健脾化痰。

【常用食药】扁豆、佛手、萝卜、郁金、青木香、黄花菜。

【常用食药方】

①黄花紫菜汤（《中医食疗学》）：黄花菜（干品）15g，紫菜6g，豌豆荚10朵，冬笋半只，芹菜末少许，盐姜适量，胡椒粉、味精少许，生抽2大匙。黄花菜泡软去硬蒂，紫菜洗干净。豌豆荚、冬笋爆炒2分钟，加水适量，烧开后放入黄花菜、紫菜及盐略煮片刻，撒入芹菜末、姜末、胡椒粉及味精调味起锅。

②橘红茶（《百病饮食自疗》）：橘红10g，白茯苓15g，生姜5片，共煎，去渣取汁，代茶饮。

③香菇萝卜汤（《药膳 汤膳 粥膳》）：白萝卜500g，水发香菇50g，豌豆苗25g，料酒、精盐、味精、豆芽汤各适量。将萝卜洗净，去根，切成细丝，下沸水锅中焯至八成熟捞出放入碗内；将豌豆苗去杂洗净，下沸水锅内稍焯捞出；将水发香菇去杂洗净，切成丝。锅内加入豆芽汤、料酒、精盐、味精烧沸后撇净浮沫，将萝卜丝、香菇丝分别下锅烫一下捞出放在碗内，汤继续烧沸，撒上豌豆苗，起锅浇在汤碗内即成。

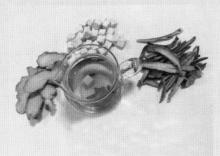
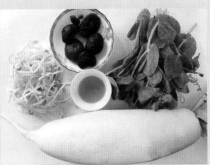

橘红茶　　　　　　　　香菇萝卜汤食材

【禁忌食药】忌食生冷寒凉、辛辣刺激、胀气、油腻的食药，如冷饮、辣椒、红薯、芋头、咖啡、肥肉等。

5.瘀血阻络证

【证候要点】胸骨后灼痛或刺痛，后背痛，呕血或黑便，烧心，反酸，嗳气，胃脘隐痛，舌质紫暗或瘀斑。

【食药调护原则】活血化瘀，理气通络。

【常用食药】莲藕、丝瓜、桃仁、油菜、山楂、茄子、山慈菇。

【常用食药方】

①鲜韭菜汁（《食疗本草学》）：见P60胃脘痛（慢性胃炎）胃络瘀阻证。
②桃仁牛血羹（《饮食疗法》）：见P60胃脘痛（慢性胃炎）胃络瘀阻证。

③大枣赤豆莲藕粥（自组方）：见P60胃脘痛（慢性胃炎）胃络瘀阻证。

④山楂红糖饮（朱震亨方）：见P60胃脘痛（慢性胃炎）胃络瘀阻证。

【禁忌食药】参见P60胃脘痛（慢性胃炎）胃络瘀阻证。

三十二、消渴病痹症（糖尿病周围神经病变）辨证施食方

（一）疾病概述

消渴病痹症是"消渴病"日久而致的"痹证"，是消渴病最常见的慢性并发症之一。其主要原因是阴虚燥热，灼伤津液，血黏成瘀，瘀血阻络，气血不能通达于四肢，肌肉筋脉失于濡养所致。多呈对称性肢体末端麻木、凉痛、灼痛及感觉异常、小腿抽搐、腰膝酸软等。西医的糖尿病周围神经病变属本病范畴，可参照本病辨证施食。

（二）辨证施食

1. 气虚血瘀证

【证候要点】肢体麻木，如有蚁行感，肢末时痛，多呈刺痛，下肢为主，入夜痛甚；气短乏力，神疲倦怠，自汗畏风，易于感冒，舌质淡暗，或有瘀点，苔薄白。

【食药调护原则】益气活血。

【常用食药】山药、羊肚、黄芪、粳米、葱白、大枣、猪胰。

【常用食药方】

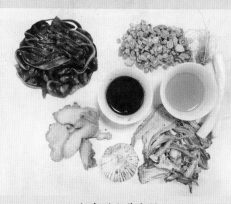
归参鳝鱼羹食材

①归参鳝鱼羹（自组方）：鳝鱼500g，党参15g，当归15g，黄酒、大葱、大蒜、姜、味精、盐、酱油适量。将鳝鱼剖背后，去骨、内脏、头、尾，切丝；将当归、党参装入纱布袋内，扎口；将鳝鱼丝置锅内，放入药袋，再放料酒、酱油、葱末、姜末、加水适量，武火煮沸，打去浮沫，再用文火煮1小时，捞出药袋不用，加入味精即成。

②黄芪川芎兔肉汤（自组方）：兔肉250g，黄芪60g，川芎10g，生姜4片。

兔肉切块，去油脂，用开水氽去血水，然后与黄芪、川芎、生姜一起放入锅内，加清水适量，武火煮沸后，文火煮2小时，调味即成。

③猪胰黄芪汤（《药膳 汤膳 粥膳》）：见P94消渴目病（糖尿病视网膜病变）气阴两虚、络脉瘀阻证。

【禁忌食药】参见P32中风（脑梗死急性期）（中经络）气虚血瘀证。

2. 阴虚血瘀证

【证候要点】肢体麻木，腿足挛急，酸胀疼痛，或小腿抽搐，夜间为甚，或灼热疼痛，五心烦热，失眠多梦，皮肤干燥，腰膝酸软，头晕耳鸣；口干不欲饮，便秘，舌质嫩红或淡红，苔花剥少津。

【食药调护原则】滋阴化瘀。

【常用食药】百合、银耳、黑木耳、黑芝麻、葛根、莲子、山楂。

【常用食药方】

①黑芝麻粥（《中医食疗学》）：黑芝麻15g，粳米100g。黑芝麻洗净，晒干炒熟磨粉。将粳米煮粥，粥熟时放入黑芝麻粉。

②葛根粉粥（《中医食疗学》）：葛根粉10g，粳米100g。粳米洗净，放锅煮粥，至粥将熟时放入葛根粉煮熟即可。

③猪脊骨土茯苓汤（《药膳 汤膳 粥膳》）：猪脊骨500g，土茯苓50~100g。猪脊骨洗净剁碎，放入锅中，加水适量，小火炖煮，熬汤汁至1200g，去猪脊骨及浮油，加入土茯苓，再将汤熬至800mL即可。

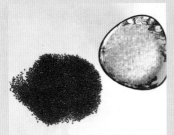 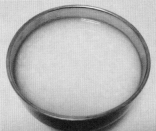 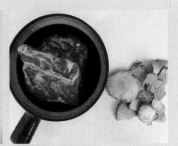

黑芝麻粥食材　　　　　　葛根粉粥　　　　　　猪脊骨土茯苓汤食材

【禁忌食药】参见P47心衰病（心力衰竭）气阴两虚、心血瘀阻证。

3. 寒凝血瘀证

【证候要点】肢体麻木不仁，四末冷痛，得温痛减，遇寒痛增，下肢为著，入夜更甚；神疲乏力，畏寒怕冷，尿清便溏，或尿少浮肿，舌质淡暗或有瘀点，苔白滑。

【食药调护原则】温经通络。

【常用食药】肉桂、茴香、花椒、桂枝、狗肉、羊肉、鸽肉。

【常用食药方】

①巴戟狗肉（《中国饮食疗法》）：带皮狗肉750g，巴戟天5g，枸杞10g，黄酒30mL，白糖10g，胡椒粉3g，花椒5g，生姜3g，葱3g，食盐5g，味精5g，淀粉5g，香菜10g，香油5g，鸡汤1小碗。将狗肉洗净，放水中煮透，捞出沥干。巴戟天用温水泡软，去掉木心，洗净。枸杞子温水泡开，生姜切片、香菜、葱切段。将狗肉皮面朝下放入盆内，加入黄酒、白糖、花椒、巴戟天、姜片、葱段、食盐、鸡汤，上蒸笼蒸熟烂。将淀粉调成芡淋入，淋上香油，出锅撒上香菜，枸杞摆在狗肉四周即成。

②双桂粥（《粥谱》）：见P137尪痹（类风湿关节炎）寒湿痹阻证。

③鳝鱼汤（《中国饮食保健学》）：见P74项痹病（神经根型颈椎病）风寒痹阻证。

【禁忌食药】参见P80腰椎间盘突出症寒湿痹阻证。

4. 痰瘀阻络证

【证候要点】肢体麻木不止，常有定处，足如踩棉，肢体困倦，头重如裹，昏蒙不清，体多肥胖，口黏乏味，胸闷纳呆，腹胀不适，大便黏滞。舌质紫暗，舌体胖大有齿痕，苔白厚腻。

【食药调护原则】化痰活血。

【常用食药】山楂、陈皮、金橘、海带、桃仁、海棠、赤豆。

【常用食药方】

①冬瓜排骨汤（家常菜）：见P76项痹病（神经根型颈椎病）痰湿阻络证。

②薏苡仁赤豆汤（《食医心鉴》）：见P76项痹病（神经根型颈椎病）痰湿阻络证。

③山楂二皮汤（《常见病食疗手册》）：见P34中风（脑梗死恢复期）风痰瘀阻证。

【食药禁忌】忌食肥甘厚味、油腻、发物、温热类食药，如肥肉、羊肉、牛肉、狗肉、红参、鹿茸等。

5.肝肾亏虚证

【证候要点】肢体痿软无力，肌肉萎缩，甚者萎废不用，腰膝酸软，阳痿不举，骨松齿摇，头晕耳鸣，舌质淡，少苔或无苔。

【食药调护原则】滋补肝肾。

【常用食药】枸杞、甲鱼、老鸭、银耳、牛膝、熟地黄、猪脊骨。

【常用食药方】

①枸杞肉丝（《中国药膳学》）：见P36中风（脑梗死恢复期）肝肾亏虚证。
②金髓煎（《寿亲养老书》）：见P82腰椎间盘突出症肝肾亏虚证。
③壮骨汤（自组方）：见P78项痹病（神经根型颈椎病）肝肾不足证。
④天麻菊花枸杞粉（《中医食疗学》）：见P77项痹病（神经根型颈椎病）肝肾不足证。
⑤干姜煲羊肉（自组方）：见P77项痹病（神经根型颈椎病）肝肾不足证。

【禁忌食药】参见P77项痹病（神经根型颈椎病）肝肾不足证。

三十三、丹毒辨证施食方

（一）疾病概述

丹毒是皮肤淋巴管网受A组β溶血性链球菌侵袭感染所致的急性非化脓性炎症。通常起病急，蔓延快，好发于下肢和面部，局部可出现界限清楚的片状红疹，颜色鲜红，并稍隆起，压之可褪色，可有烧灼样痛，可伴高热畏寒及头痛等全身反应，治愈后容易复发。

（二）辨证施食

湿热毒蕴证

【证候要点】发于下肢，局部红赤肿胀、灼热疼痛，或见水泡、紫斑，甚至结毒化脓或皮肤坏死；或伴恶寒发热，胃纳不香。舌质红，苔黄腻。

【食药调护原则】清热利湿解毒。

【常用食药】扁豆、赤小豆、绿豆、冬瓜、苦瓜、猕猴桃、马齿苋、豆腐。

【常用食药方】

①丝瓜银花饮（自组方）：老丝瓜500g，银花藤100g。上述药物洗净，加水1000mL，熬汁去渣代茶饮，每次200mL，每日3～5次。

②马齿苋菊花粥（自组方）：鲜马齿苋60g，菊花15g，粳米100g。鲜马齿苋洗净切碎，粳米淘洗干净一同入锅加水1000mL，文火煮成粥；取霜降前菊花烘干研成粉。粥将成时调入菊花末，稍煮即成，每日3次，连服数天。

③马齿苋藕汁饮（《中医食疗学》）：见P45胸痹心痛病热毒血瘀证。

④苦瓜豆腐汤（《膳食保健》）：见P45胸痹心痛病热毒血瘀证。

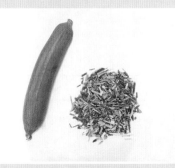 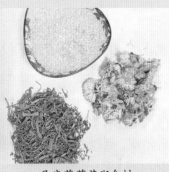

丝瓜银花饮食材　　　　　　　马齿苋菊花粥食材

【禁忌食药】忌食温热、补益、香燥、油炸类食药，如羊肉、驴肉、狗肉、鸽肉、大蒜、辣椒、参类、鹿茸、荔枝、桂圆、香蕉、菠萝等。

三十四、胃疡（消化性溃疡）辨证施食方

（一）疾病概述

胃疡，消化性溃疡中医病名，消化性溃疡指胃肠道黏膜被胃酸和胃蛋白酶消化而发生的溃疡，好发于胃和十二指肠，也可发生在食管下段、小肠、胃肠吻合术后吻合口，以及异位的胃黏膜，如位于肠道的Meckel憩室。胃溃疡（GU）和十二指肠溃疡（DU）是最常见的消化性溃疡。临床表现不一，多数表现为中上腹反复发作性节律性疼痛，少数患者无症状，一般采取综合性治疗措施，95%以上的消化性溃疡都可治愈。

（二）辨证施食

1. 肝胃不和证

【证候要点】胃脘胀痛，串及两胁；善叹息，遇情志不遂胃痛加重；嗳气频繁，口苦，性急易怒，嘈杂泛酸。舌质淡红，苔薄白或薄黄。

【食药调护原则】疏肝理气。

【常用食药】佛手、山楂、山药、萝卜、生姜、茴香、枳壳、玫瑰花。

【常用食药方】

①小茴香枳壳散（《食疗本草学》）：见P55胃脘痛（慢性胃炎）肝胃气滞证。

②胡萝卜陈皮瘦肉粥（自组方）：见P110胃癌肝胃不和证。

③白术猪肚粥（《圣济总录》）：见P55胃脘痛（慢性胃炎）肝胃气滞证。

【禁忌食药】参见P110胃癌肝胃不和证。

2. 脾胃气虚证

【证候要点】胃脘隐痛，腹胀纳少，食后尤甚，大便溏薄，肢体倦怠，少气懒言，面色萎黄，消瘦，舌淡苔白。

【食药调护原则】补中健胃。

【常用食药】大枣、白扁豆、山药、黄芪、大枣、饴糖、干姜。

【常用食药方】

①大枣山药粥（自组方）：山药30g，大枣10枚，粳米100g，冰糖适量。将粳米、山药、大枣（去核）洗净，放入砂锅，加水适量，煮烂成粥，再加入冰糖，搅拌均匀即可。

②莲子山药粥（自组方）：见P58胃脘痛（慢性胃炎）脾胃气虚证。

③健脾益气粥（《常用特色药膳技术指南（第一批）》）：见P42胸痹心痛病气虚血瘀证。

④黄芪蒸鸡（《随园食单》）：见P42胸痹心痛病气虚血瘀证。

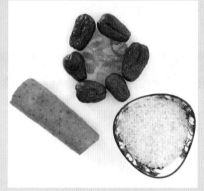

大枣山药粥食材

【禁忌食药】参见P58胃脘痛（慢性胃炎）脾胃气虚证。

3. 脾胃虚寒证

【证候要点】胃脘隐痛，喜暖喜按；空腹痛重，得食痛减；纳呆食少，畏寒肢冷，头晕或肢倦，泛吐清水，便溏腹泻。舌体胖，边有齿痕，苔薄白。

【食药调护原则】温中健脾。

【常用食药】桂圆、大枣、生姜、羊肉、高良姜、黄芪、饴糖。

【常用食药方】

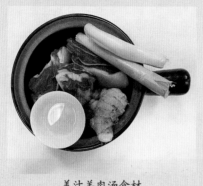

姜汁羊肉汤食材

①姜汁羊肉汤（自组方）：生姜汁50g，羊肉250g，料酒、味精、食盐、葱适量。羊肉切块洗净加水煮沸后，立即捞出，洗清血沫；洗净羊肉入炖锅，加水1500mL，入料酒、盐及葱结，武火煮沸后再用小火煨2～3小时，加入姜汁、味精、葱花即成。

②牛肉良姜汤（《药膳 汤膳 粥膳》）：见P104大肠息肉（结肠息肉）脾虚夹瘀证。

③高良姜粥（《饮膳正要》）：见P58胃脘痛（慢性胃炎）脾胃虚寒证。

【禁忌食药】参见P104大肠息肉（结肠息肉）脾虚夹瘀证。

4. 肝胃郁热证

【证候要点】胃脘痛势急迫，有灼热感；口干口苦，吞酸嘈杂，烦躁易怒，便秘，喜冷饮。舌质红，苔黄或苔腐或苔腻。

【食药调护原则】疏肝清热。

【常用食药】薏苡仁、莲子、菊花、栀子、杏仁、菊花、佛手。

【常用食药方】

①菊花饮（《慈幼新书》）：见P56胃脘痛（慢性胃炎）肝胃郁热证。

②佛手菊花茶（《中华临床药膳食疗学》）：见P56胃脘痛（慢性胃炎）肝胃郁热证。

③黄瓜汁（自组方）：见P146吐酸病（胃食管反流病）肝胃郁热证。

④荸荠汁（自组方）：见P146吐酸病（胃食管反流病）肝胃郁热证。

【禁忌食药】参见P56胃脘痛（慢性胃炎）肝胃郁热证。

5. 胃阴不足证

【证候要点】胃脘隐痛或灼痛；似饥而不欲食，口干而不欲饮；口干舌燥，纳呆干呕，失眠多梦，手足心热，大便干燥。舌红少津裂纹、少苔、无苔或剥脱苔。

【食药调护原则】健脾和胃。

【常用食药】蛋类、莲子、山药、白扁豆、百合、大枣、薏苡仁、枸杞。

【常用食药方】

①山药百合大枣粥（自组方）：见P59胃脘痛（慢性胃炎）胃阴不足证。

②山药枸杞薏苡仁粥（自组方）：见P59胃脘痛（慢性胃炎）胃阴不足证。

③葡萄藕蜜膏（《太平圣惠方》）：见P59胃脘痛（慢性胃炎）胃阴不足证。

【禁忌食药】参见P59胃脘痛（慢性胃炎）胃阴不足证。

三十五、暴聋（突发性耳聋）辨证施食方

（一）疾病概述

暴聋系指耳内骤感胀闷堵塞、听力急剧下降的急性耳病，为中医病名。西医突发性耳聋属本病范畴，可伴有耳中鸣响，头晕目眩，耳胀闷堵塞感等症状。是耳科难治证之一，其预后与病程、年龄、治疗是否及时等因素有关。

（二）辨证施食

1. 风邪外犯证

【证候要点】突发耳聋，伴鼻塞、流涕，或有头痛、耳胀闷，或有恶寒、发热、身痛。舌质红，苔薄白。

【食药调护原则】疏风解表，散邪通窍。

【常用食药】薄荷、葛根、荆芥、番茄、橙子。

【常用食药方】

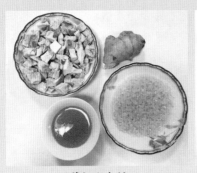
葛根粥食材

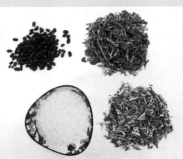
荆芥粥食材

①葛根粥（《食医心鉴》）：葛根15g，粳米50g，生姜6g，蜂蜜少许。先煎葛根、生姜，去渣取汁。后入粳米煮粥，临熟加入蜂蜜调匀即可。

②荆芥粥（《养老奉亲书》）：荆芥9g，薄荷6g，淡豆豉6g，粳米60g。将

荆芥、薄荷、淡豆豉另煮，煮沸后再煮10分钟，去渣取汁。粳米煮粥，米烂时兑入药汁，热服。

③五神汤（《惠直堂经验方》）：见P86面瘫病（面神经炎）风寒袭络证。

【禁忌食药】参见P53喘病（慢性阻塞性肺疾病急性发作期）风热犯肺证。

2. 肝火上炎证

【证候要点】突发耳聋，耳鸣如潮或风雷声，情志抑郁或恼怒之后加重，伴口苦口干，便秘尿黄，面红目赤。舌红，苔黄。

【食药调护原则】清肝泄热，开郁通窍。

【常用食药】绿豆、冬瓜、梨、菊花、芹菜、苦瓜、龙胆草、绿茶、西瓜。

【常用食药方】

①芹菜瘦肉粥（自组方）：芹菜100g，猪肉（瘦）50g，粳米100g。将芹菜、猪肉分别洗净，切末备用；将粳米淘洗干净入锅煮粥；将熟时，放芹菜、猪瘦肉末，煮至菜肉熟加盐、味精调味即可。

②鲜李汁（《泉州本草》）：将新鲜熟李子1000g去壳后切碎，榨汁。每次30mL，每日3次。

③平肝清热茶（《慈禧光绪医方选议》）：将龙胆草1.8g，醋柴胡1.8g，川芎1.8g，甘菊花3g，生地黄3g共研为粗末，加水煎汁，或以沸水冲泡，代茶饮用。

④栀子仁粥（《太平圣惠方》）：见P134胆胀（胆囊炎）肝胆湿热证。

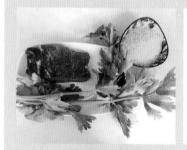
芹菜瘦肉粥食材

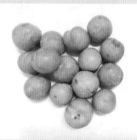
鲜李汁食材

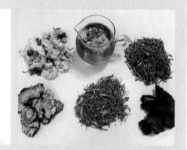
平肝清热茶

【禁忌食药】参见P57胃脘痛（慢性胃炎）脾胃湿热证。

3. 痰火郁结证

【证候要点】耳聋耳鸣，耳中胀闷，或见头晕目眩，脘腹满闷，咳嗽痰多，口苦或淡而无味，二便不畅。舌红，苔黄腻。

【食药调护原则】清热化痰，散结通窍。

【常用食药】薏苡仁、梨、枇杷、莲藕、百合、冬瓜、丝瓜、菖蒲、磁石。

【常用食药方】

①竹茹陈皮粥（《金匮要略》）：竹茹10g，陈皮10g，粳米50g。陈皮切细丝备用；竹茹加水煎煮，去渣取汁，用其汁与粳米一起煮粥，待粥将成时，撒入陈皮丝，稍煮即可。

②清聪化痰茶（《万病回春》）：橘红、蔓荆子、赤茯苓各60g，酒黄芩、酒黄连、白芍、姜半夏、酒生地黄、柴胡各40g，人参30g，醋青皮30g，生甘草25g，将以上诸药共研为末。用时取药末50g，加清茶适量，入沸水，焖30分钟即可。

③萝卜杏仁猪肺汤（《百病食疗》）：见P72肺癌痰热阻肺证。

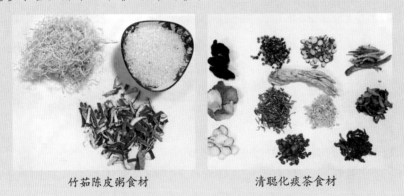

竹茹陈皮粥食材　　　　　　　清聪化痰茶食材

【禁忌食药】忌食肥甘厚腻、辛辣香燥、温补的食药，如肥肉、羊肉、糯米、阿胶、龟板、鳖、辣椒、大蒜、牛肉、狗肉等。

4. 血瘀耳窍证

【证候要点】耳聋突然发生，并迅速发展，常伴耳胀闷感或耳痛、耳鸣不休，或有眩晕。舌质暗红。

【食药调护原则】活血化瘀，行气通窍。

【常用食药】山楂、红糖、韭菜、黑木耳、桃仁、玫瑰花、萝卜。

【常用食药方】

①核桃仁拌黑木耳（自组方）：黑木耳150g，核桃碎50g，红绿辣椒、姜、蒜、盐、糖、醋、生抽、香油、红油适量。黑木耳洗净撕小块，红绿辣椒切丝，姜蒜切末；黑木耳、红绿辣椒丝焯水，核桃碎用小火炒香，碗中放入黑木耳、红绿辣椒丝、核桃碎和姜蒜末，加入调味料拌匀。

②玫瑰花汤（《饲鹤亭集方》）：玫瑰花初开30朵，去芯蒂，洗净，放锅内，加清水煮浓，后入冰糖适量，每日2次。

③鲤鱼脑髓粥（《太平圣惠方》）：将鲤鱼脑髓取出60g，洗净，粳米180g淘洗后同煮。欲熟时，加入姜末、盐、味精、葱花各适量，煮沸即成。每日2次。

④山楂红糖饮（朱震亨方）：见P60胃脘痛（慢性胃炎）胃络瘀阻证。

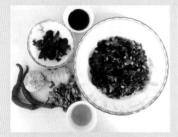 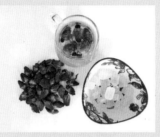 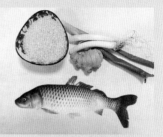

核桃仁拌黑木耳　　　　　玫瑰花汤　　　　　鲤鱼脑髓粥食材

【禁忌食药】参见P135胆胀（胆囊炎）肝郁脾虚证。

5. 气血亏虚证

【证候要点】听力下降，遇疲劳之后加重，或见倦怠无力，声低气怯，面色无华，食欲不振，脘腹胀满，大便溏薄，夜寐不安。舌质淡红，苔薄白。

【食药调护原则】健脾益气、补血。

【常用食药】大枣、枸杞、桂圆、山药、母鸡、蛋类、牛肉。

【常用食药方】

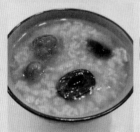 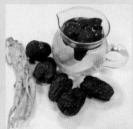

红枣桂圆粥　　　　　参枣汤

①红枣桂圆粥（自组方）：糯米（紫）100g，大枣20枚，桂圆肉50g。将米洗净，用冷水浸泡半小时，捞出，沥干水分；大枣同上，可切开；将上述各物入锅加水煮4小时即可。

②参枣汤（《十药神书》）：人参6g，大枣10枚。将二者洗净入砂锅，加水煮沸后用文火继续煮15分钟即可。

③归参炖母鸡（《乾坤生意》）：见P35中风（脑梗死恢复期）气虚血瘀证。

【禁忌食药】参见P32中风（脑梗死急性期）（中经络）气虚血瘀证。

三十六、外感发热（上呼吸道感染）辨证施食方

（一）疾病概述

外感发热是指感受六淫之邪或温热疫毒之气，导致营卫失和，脏腑阴阳失调，出现病理性体温升高，伴有恶寒、面赤、烦躁、脉数等为主要临床表现的一类外感病症。西医的上呼吸道感染属本病范畴。

（二）辨证施食

1. 风寒束表证

【证候要点】恶寒重、发热轻，无汗，头项强痛，鼻塞声重，鼻涕清稀，或有咽痒咳嗽，痰白稀，口不渴，肢节酸痛，舌苔薄白。

【食药调护原则】解表散寒。

【常用食药】生姜、葱白、红糖、荆芥、苏叶、豆豉、粳米。

【常用食药方】

①生姜红糖饮（自组方）：生姜30g，红糖30g。将生姜洗净切碎，加水煮5分钟，搅入红糖，趁热服用。

②姜糖苏叶饮（《本草汇言》）：苏叶、生姜各3g，红糖15g。生姜、苏叶洗净切成细丝，放入锅内。以沸水冲泡，加盖10分钟即可。热服。

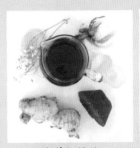
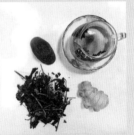

生姜红糖饮　　　　　姜糖苏叶饮

③防风粥（《千金方》）：见P31中风（脑梗死急性期）（中经络）风痰阻络证。

④五神汤（《惠直堂经验方》）：见P86面瘫病（面神经炎）风寒袭络证。

⑤生姜粥（《药膳 汤膳 粥膳》）：见P86面瘫病（面神经炎）风寒袭络证。

【禁忌食药】参见P80腰椎间盘突出症寒湿痹阻证。

2. 风热犯表证

【证候要点】发热重,微恶风寒,鼻塞流黄浊涕,身热有汗或无汗,头痛、咽痛,口渴欲饮或有咳嗽痰黄。舌苔薄黄。

【食药调护原则】疏风清热,宣肺化痰。

【常用食药】西瓜、荸荠、金银花、葛根、菊花、薄荷、蒲公英。

【常用食药方】

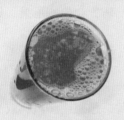

西瓜汁

①西瓜汁(自组方):西瓜 200g,柠檬半个,蜂蜜适量。西瓜切皮去籽后切成小块,柠檬去皮也切成小块,与蜂蜜和少量水一起打成西瓜汁饮用。

②荸荠汁(自组方):见P146吐酸病(胃食管反流病)肝胃郁热证。

③金银花茶(自组方):见P53喘病(慢性阻塞性肺疾病急性发作期)风热犯肺证。

④桑菊杏仁饮(《中医食疗学》):见P53喘病(慢性阻塞性肺疾病急性发作期)风热犯肺证。

⑤杏梨饮(《中医食疗学》):见P53喘病(慢性阻塞性肺疾病急性发作期)风热犯肺证。

【禁忌食药】参见P53喘病(慢性阻塞性肺疾病急性发作期)风热犯肺证。

3. 暑湿袭表证

【证候要点】恶寒发热,头重,胸腹闷胀,恶呕腹泻,肢倦神疲,或口中黏腻,渴不多饮,舌苔白腻。

【食药调护原则】清热解暑,理气化湿。

【常用食药】丝瓜、冬瓜、绿豆、白扁豆、银花、荷叶、竹叶、西瓜翠衣。

【常用食药方】

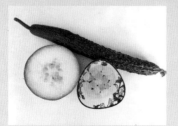

冬瓜黄瓜汤食材

①清络饮(《温病条辨》):西瓜翠衣6g,扁豆花6g,银花6g,丝瓜皮6g,荷叶6g,竹叶6g,上药加水煮沸15分钟即可,代茶饮。

②冬瓜黄瓜汤(《药膳 汤膳 粥膳》):冬瓜500g,黄瓜500g,冰糖适量。冬瓜洗净后连皮切块,黄瓜去皮洗净切块,共入锅中,加水适量炖

汤，待冬瓜和黄瓜熟后加入冰糖不定时饮用。

③绿豆竹叶粥（《药膳 汤膳 粥膳》）：绿豆30g，粳米100g，银花露10g，鲜荷叶10g，鲜竹叶10g，冰糖适量。将鲜荷叶、鲜竹叶洗净，水煎滤渣取汁；绿豆、粳米洗净加适量水，水沸后加入银花露、药汁，用微火熬煮，加入冰糖。每日2次，温热服用。

④绿豆粥（《普济方》）：见P120呕吐（急性胃炎）暑湿伤胃证。

【禁忌食药】忌食生冷寒凉、辛辣刺激、油腻、补益食药，如生冷瓜果、辣椒、牛肉、狗肉、羊肉、人参、熟地黄、肥肉等。

4. 卫气同病症

【证候要点】自觉发热重，烦渴，小便短赤，舌红苔黄，恶寒或恶风；或高热寒战，流涕，咽痒咽痛，头痛头胀，喷嚏。舌红，苔薄黄或黄腻。

【食药调护原则】养阴透热，宣肺生津。

【常用食药】藕、梨、荸荠、杏、甘蔗、薄荷、鱼腥草。

【常用食药方】

①鲜藕汁（《药膳 汤膳 粥膳》）：鲜藕250g，将鲜藕洗净后，切块榨汁服用。

②板蓝根茶（《药膳 汤膳 粥膳》）：板蓝根10g。将板蓝根放入保温杯中，加入刚煮沸的开水，盖紧杯盖，焖片刻后即可饮用。每日1~2次。

③甘蔗鲜梨饮（《民间食疗》）：见P53喘病（慢性阻塞性肺疾病急性发作期）风热犯肺证。

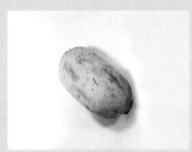
鲜藕汁食材

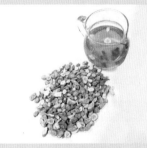
板蓝根茶

【禁忌食药】参见P53喘病（慢性阻塞性肺疾病急性发作期）风热犯肺证。

三十七、哮病（支气管哮喘）辨证施食方

（一）疾病概述

哮病是一种发作性痰鸣气喘疾病，发作时喉中有哮鸣音，呼吸急促困难，甚则喘息不能平卧。相当于现代医学之支气管哮喘、喘息性支气管炎、嗜酸性粒细胞增多症等引起的哮喘疾患。

（二）辨证施食（发作期）

1. 风哮

【证候要点】时发时止，发时喉中哮鸣有声，反复发作，止时又如常人，发病前多有鼻痒、咽痒、喷嚏、咳嗽等症，舌淡苔白。

【食药调护原则】祛风涤痰，降气平喘。

【常用食药】杏仁、萝卜、扁豆、薏苡仁、莱菔子、地龙。

【常用食药方】

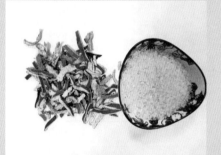

①橘皮粳米粥（《饮食辨录》）：干橘皮20g，粳米100g，先煎取橘皮汤，再用橘皮汤煮粳米粥。温热服。

②麻黄根煮猪肺（《药膳 汤膳 粥膳》）：猪肺250g，麻黄根10g，红枣2枚，葱、姜、料酒适量。猪肺洗净切块，与麻黄根同煮开，加葱、姜、料酒适量及红枣，改小火煮至猪肺烂熟，调味后即可；吃肺喝汤，佐餐食用。

橘皮粳米粥食材

③杏仁粥（《食医心鉴》）：见P54喘病（慢性阻塞性肺疾病急性发作期）肺气郁闭证。

【禁忌食药】忌食生冷、寒凉、辛辣、发物类，如生冷瓜果、冷饮、辣椒、花椒、鱼、虾、螃蟹，公鸡肉、猪头肉。

2. 寒哮

【证候要点】喉中哮鸣如水鸡声，呼吸急促，喘憋气逆，痰多、色白多泡沫，易咯，口不渴或渴喜热饮，恶寒，天冷或受寒易发。肢冷，面色青晦。舌苔白滑。

【食药调护原则】温肺散寒，豁痰利窍。

【常用食药】葱、姜、胡椒、紫苏、杏仁、白果、芥菜。

【常用食药方】

①砂锅杏仁豆腐（《膳食保健》）：豆腐120g，杏仁15g，麻黄3g，精盐、味精、香油适量。将杏仁、麻黄洗净，加入纱布袋，将口扎紧。将豆腐切成2cm见方的小块和药袋一起放入砂锅，加适量水，先武火烧开后改文火，煮30分钟，捞出药袋，加入盐、味精、香油调味。日服2次，3日1疗程。

②干姜甘草饮（《伤寒论》）：干姜5g，甘草10g，水煎去渣，代茶饮，温服。

③白果麻黄甘草汤（《药膳 汤膳 粥膳》）：白果仁6g，麻黄5g，甘草6g。白果仁洗净，和麻黄、甘草同入锅中，加水适量煮沸后即可。每日1剂，连用4～6日为1疗程。

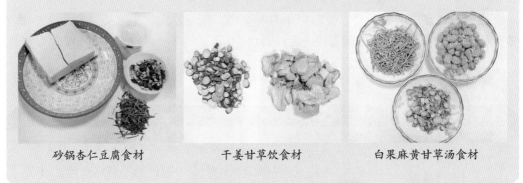

砂锅杏仁豆腐食材　　　　干姜甘草饮食材　　　　白果麻黄甘草汤食材

【禁忌食药】忌食寒凉、肥甘厚味、黏腻难消化的食物，如肥肉、油汤、甜品、腌肉、芋头、生地黄、熟地黄等食药。

3. 热哮

【证候要点】喉中痰鸣如吼，咯痰黄稠，胸闷、气喘息粗，甚则鼻翼煽动，烦躁不安，发热口渴，或咳吐脓血腥臭痰，胸痛，大便秘结，小便短赤。舌红苔黄腻。

【食药调护原则】清热宣肺，化痰定喘。

【常用食药】梨汁、杏仁、川贝、罗汉果、鱼腥草、萝卜、丝瓜。

【常用食药方】

①雪梨川贝冰糖饮（自组方）：雪梨250g，川贝5g，冰糖适量。将雪梨去皮去核切成厚块，把所有食材放入小炖盅，把小炖盅盖上盖子放入电压力锅，煲30～40分钟即可，温服。

②冰糖冬瓜（《中华养生药膳大全》）：小冬瓜1个，冰糖适量。将未脱蒂的小冬瓜洗净，剖开，再将冰糖填入，放笼屉蒸，取冬瓜水代茶饮。

③杏梨枇杷露（《中华养生药膳大全》）：杏仁10g，炙枇杷叶10g，大鸭梨1个。将杏仁去皮，打碎，炙枇杷叶装入纱布袋内，鸭梨去皮、核，切成小块。

将杏仁、大鸭梨与炙枇杷叶文火同煮，梨熟透即可饮汤、吃梨。

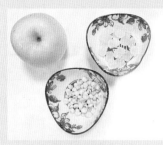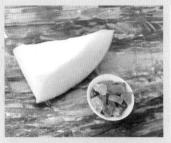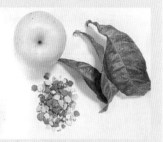

雪梨川贝冰糖饮食材　　　　　　冰糖冬瓜食材　　　　　　杏梨枇杷露食材

【禁忌食药】参见P53喘病（慢性阻塞性肺疾病急性发作期）风热犯肺证。

4. 虚哮

【证候要点】喉中哮鸣如鼾，声低，气短息促，动则喘甚，发作频繁，甚至持续哮喘，咳痰无力。舌质淡或偏红，或紫暗。

【食药调护原则】补益肺肾，降气化痰。

【常用食药】木耳、胡桃、核桃仁、百合、山药、茯苓、山萸肉。

【常用食药方】

①核桃粥（自组方）：鲜核桃仁50g，粳米或糯米100g，红枣6枚，冰糖适量。粳米（或糯米）洗净，同核桃仁、红枣一并入锅，加水适量，武火煮沸后炖2小时，加入冰糖即可。

②核桃炖杏仁（《药膳 汤膳 粥膳》）：核桃仁30g，杏仁10g，生姜3片，蜂蜜适量。核桃仁和杏仁加水适量炖熟，再加入生姜、蜂蜜搅匀即成。吃核桃仁、杏仁，喝汤，每日一剂。

③参苓粥（《圣济总录》）：党参30g，茯苓30g，生姜5g，粳米120g。将党参、生姜切薄片，茯苓捣碎泡半小时，煎取药汁2次，用粳米同煮粥，一年四季常服。

④珠玉二宝粥（《医学衷中参西录》）：生山药60g，生薏苡仁60g，柿饼30g。先将薏苡仁煮烂，山药捣碎，柿饼切小块，同煮成糊粥，日服2次。

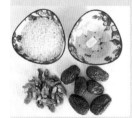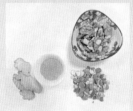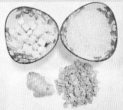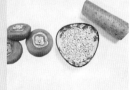

核桃粥食材　　　　核桃炖杏仁食材　　　　参苓粥食材　　　　珠玉二宝粥食材

【禁忌食药】参见P73肺癌气阴两虚证。

（三）辨证施食（缓解期）

1. 肺脾气虚证

【证候要点】气短声低，喉中时有轻度哮鸣，痰多质稀，色白、自汗，怕风，常易感冒，倦怠乏力，食少便溏，舌质淡，苔白。

【食药调护原则】健脾益气，补土生金。

【常用食药】南瓜、银耳、山药、党参、白术、大枣、黄芪、乳鸽。

【常用食药方】

①莲子银耳汤（自组方）：莲子200g，银耳2朵，冰糖适量。莲子和银耳提前泡发，把泡发的莲子去掉心，银耳去蒂撕开小朵。把银耳和莲子放入汤锅，大火烧开后转小火炖至银耳熟透，加入冰糖继续煮半小时或至冰糖融化即可。

②猪肺虫草汤（《药膳 汤膳 粥膳》）：猪肺250g，冬虫夏草15g。将猪肺洗净切块，与冬虫夏草一同入锅，加水适量，武火煮沸，转文火炖80分钟，至猪肺熟烂即可。

③党参黄芪粥（《圣济总录》）：党参15g，黄芪15g，山药30g，粳米60g。将党参、黄芪以纱布包好，山药、粳米洗净，全部一起下锅加水煮粥。粥熟弃药包食用。

④珠玉二宝粥（《医学衷中参西录》）：见P165哮病（支气管哮喘）虚哮。

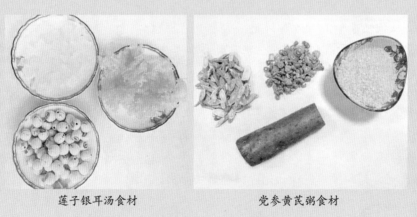

莲子银耳汤食材　　　　　　　党参黄芪粥食材

【禁忌食药】忌食生冷、寒凉、辛辣刺激、破气的食药，如冷饮、苦瓜、黄瓜、空心菜、芹菜、苋菜、柿子、香蕉、山楂、佛手、槟榔、大蒜、香菜、大头菜、胡椒、紫苏叶、薄荷、荷叶等。

2.肺肾两虚证

【证候要点】气短息促，动则为甚，吸气不利，咳痰质黏起沫，脑转耳鸣，腰膝酸软，心慌，不耐劳累，或五心烦热，颧红，口干，舌质红，少苔，脉细数；或畏寒肢冷，面色苍白，舌苔淡白，质胖。

【食药调护原则】补肺益肾。

【常用食药】杏仁、黑豆、百合、党参、蛤蚧、乌鸡、山茱萸、冬虫夏草。

【常用食药方】

①白果核桃粥（自组方）：白果仁9g，核桃肉、制首乌各20g，粳米100g。将白果仁、核桃肉、制首乌、粳米洗净，同入锅内，加水适量，用小火煮成稀粥，捞出制首乌，加入油盐，小火再煮片刻即可。

②人参核桃汤（《药膳 汤膳 粥膳》）：人参6g，核桃仁25g，生姜10g。将人参洗净，与核桃仁、生姜一同入锅，加水适量煎煮，去渣取汁，再在药渣中加水煎取药汁，将2次药汁合并即可。

③附子粥（《太平惠民和剂局方》）：炮附子10g，炮姜15g，粳米100g，先将两药捣细，过箩为末，每取10g，与米同煮为粥，空腹食用。

④山萸肉粥（《粥谱》）：山茱萸15～20g，粳米100g，白糖适量。先将山茱萸洗净，去核，再与粳米同入砂锅煮粥，粥熟加入适量白糖即可。发热期间或小便淋涩者不宜食用。

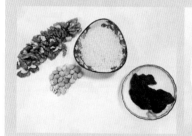 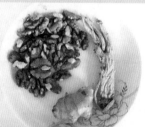 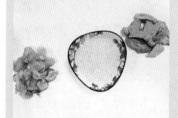

| 白果核桃粥食材 | 人参核桃汤食材 | 附子粥食材 |

【禁忌食药】参见P73肺癌气阴两虚证。

三十八、消渴病肾病（糖尿病肾病）辨证施食方

（一）疾病概述

消渴病肾病即糖尿病肾病，是指糖尿病所致的慢性肾脏损害，是糖尿病病人最重要的并发症之一，目前已成为终末期肾脏病的第二位原因，仅次于各种肾小球肾炎。以白蛋白尿和（或）肾小球滤过率（GFR）下降持续超过3个月为主要特征。患者可出

现排尿异常、尿液改变、高血压、水肿等症状，当疾病累及其他系统时，可出现相应的症状。

（二）辨证施食

1. 气虚证

【证候要点】神疲乏力，少气懒言，自汗易感。舌胖有印。

【食药调护原则】补益肾气。

【常用食药】瘦肉、白扁豆、鹌鹑、山药、牛肉、鸡肉、黄芪。

【常用食药方】

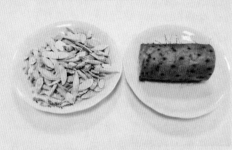

①黄芪山药羹（《遵生八笺》）：见P68消渴病（2型糖尿病）气阴两虚证。

②黄芪炖鸡（《中医食疗学》）：见P105胃癌脾气虚证。

③猪胰黄芪汤（《药膳 汤膳 粥膳》）：见P94消渴目病（糖尿病视网膜病变）气阴两虚、络脉瘀阻证。

黄芪山药羹食材

【禁忌食药】参见P68消渴病（2型糖尿病）气阴两虚证。

2. 血虚证

【证候要点】面色无华，唇甲色淡，经少色淡。舌胖质淡。

【食药调护原则】补血。

【常用食药】猪肝、猪血、红皮花生、黑豆、羊肝、鸡肉、阿胶。

【常用食药方】

①猪肉参枣汤（《药膳 汤膳 粥膳》）：瘦猪肉250g，人参5g，怀山药50g，红枣20g，精盐适量。瘦猪肉洗净切块，与洗净的人参、红枣、怀山药一同放入砂锅内，加水适量，武火煮沸，转文火炖至猪肉熟烂，加盐调味即可。

②枸杞五味茶（《中医食疗学》）：枸杞、五味子各500g，将枸杞和五味子粉碎为粗末，每次用5g，加水250mL煎煮，或用沸水冲泡饮用，代茶饮。

③酱醋羊肝（《中医食疗学》）：羊肝500g，芡粉、醋、酱油、黄酒、葱、姜各少许。羊肝洗净，切片、外裹芡粉汁，放入热油内爆炒烹以调料，嫩熟即可。

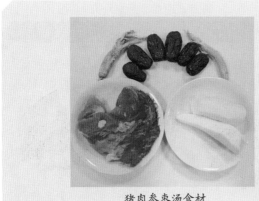
猪肉参枣汤食材

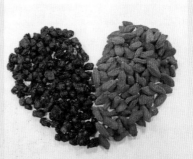
枸杞五味茶食材

【禁忌食药】参见P107胃癌血虚证。

3. 阴虚证

【证候要点】怕热汗出，或有盗汗，咽干口渴，大便干，手足心热或五心烦热。舌瘦红而裂。

【食药调护原则】滋阴清热。

【常用食药】银耳、莲子、玉竹、枸杞、桑葚、黑豆、生地黄。

【常用食药方】

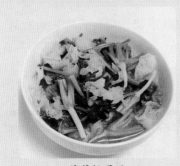
菠菜银耳汤

①菠菜银耳汤（《药膳 汤膳 粥膳》）：菠菜150g，银耳9g，精盐、植物油适量。银耳用水发透，洗净去蒂，加水煮烂；菠菜入开水氽一下，过凉水后切断，投入银耳锅中煮沸离火，加盐、植物油调味即可。

②葛根粉粥（《中医食疗学》）：见P150消渴病痹证（糖尿病周围神经病变）阴虚血瘀证。

③麦冬粥（《食鉴本草》）：见P67消渴病（2型糖尿病）阴虚火旺证。

【禁忌食药】参见P67消渴病（2型糖尿病）阴虚火旺证。

4. 阳虚证

【证候要点】畏寒肢冷，腰膝怕冷，面足浮肿，夜尿频多。舌胖苔白。

【食药调护原则】温补肾阳。

【常用食药】鸡肉、韭菜、生姜、干姜、羊肉、狗肉、鹿肉、黄鳝。

【常用食药方】

①山药肉桂粥（《中医食疗学》）：鲜山药150g，肉桂5g，粳米100g。山药去皮洗净切丁，肉桂洗净布包，粳米洗净。将三者放入砂锅，加水适量煮粥，常食。

②羊肉粥（《中医食疗学》）：鲜羊肉100g，粳米100g，羊肉洗净切片，葱姜切成颗粒。粳米洗净，与羊肉、葱姜、盐同放入锅内，加水适量，武火煮沸文火熬成粥即可。

③麻雀茅根汤（《药膳 汤膳 粥膳》）：麻雀2只，白茅根30g。将麻雀去毛及内脏，洗净切块；白茅根洗净，放入砂锅内，加水煎煮，去渣取汁，再与麻雀肉同煮至熟即可。

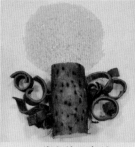 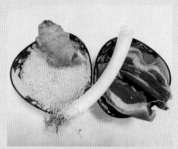

山药肉桂粥食材　　　　　　　　羊肉粥食材

【禁忌食药】忌食生冷性寒食药，如梨、柚子、西瓜、芹菜、茼蒿、鱼腥草、石膏、枇杷、大黄等；忌食甜食，少食高糖水果，如荔枝、桂圆、香蕉、菠萝等。

5.血瘀证

【证候要点】定位刺痛，夜间加重，肢体麻痛，肌肤甲错，口唇舌紫，或紫暗、瘀斑，舌下络脉色紫怒张。

【食药调护原则】活血化瘀。

【常用食药】玫瑰花、油菜、香菇、茄子、番木瓜、当归、红花、黄酒。

【常用食药方】

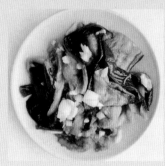

蒜泥茄子

①蒜泥茄子（《中医食疗学》）：茄子250g，蒜头1个，调料少许。茄子下水洗净焯熟，撕成细条状，加入捣成泥的蒜头，加上精盐、味精、少许麻油，拌匀即可。

②山药排骨汤（家常菜）：见P94消渴目病（糖尿病视网膜病变）气阴两虚、络脉瘀阻证。

③佛手元胡山楂汤（《食疗药膳》）：见P98混合痔气滞血瘀证。

【禁忌食药】参见P104大肠息肉（结肠息肉）气滞血瘀证。

6. 痰湿证

【证候要点】胸闷脘痞，纳呆呕恶，形体肥胖，全身困倦，头胀肢沉，舌苔白腻。

【食药调护原则】化痰利湿。

【常用食药】木瓜、紫菜、荸荠、扁豆、赤小豆、鲫鱼、茭白、黄瓜、荷叶、豆蔻、草果。

【常用食药方】

①豆蔻草果炖乌鸡（《中医食疗学》）：见P109胃癌痰湿证。

②扁豆薏苡仁粥（《中医食疗学》）：见P103大肠息肉（结肠息肉）湿瘀阻滞证。

③藿香粥（《中国药膳大辞典》）：见P122呕吐（急性胃炎）湿浊中阻证。

【禁忌食药】忌食油腻厚味、生冷寒凉、酸涩食品，如肥肉、螃蟹，各种油炸食品、火锅、膨化零食、柚子、枇杷等，戒烟酒。

7. 湿浊证

【证候要点】食少纳呆，恶心呕吐，口中黏腻，口有尿味，神识呆钝，或烦闷不宁，皮肤瘙痒。舌苔白腻。

【食药调护原则】祛湿化浊。

【常用食药】花生、冬瓜、茯苓、薏苡仁、砂仁、萝卜。

【常用食药方】

①砂仁萝卜饮（《中国药膳学》）：见P122呕吐（急性胃炎）湿浊中阻证。

②冬瓜排骨汤（家常菜）：见P76项痹病（神经根型颈椎病）痰湿阻络证。

③薏苡仁赤豆汤（《食医心鉴》）：见P76项痹病（神经根型颈椎病）痰湿阻络证。

【禁忌食药】参见P76项痹病（神经根型颈椎病）痰湿阻络证。

三十九、乳痈（急性乳腺炎）辨证施食方

（一）疾病概述

乳痈是发生在乳房的一种常见急性化脓性疾病。常发生在产后1个月以内的哺乳妇女，尤以初产妇多见。其临床主要表现为乳房结块、肿胀疼痛，伴有全身发热，溃后脓出稠厚等。相当于现代医学的急性乳腺炎。

（二）辨证施食

1.气滞热壅证

【证候要点】乳汁淤积结块，皮色不变或微红，肿胀疼痛。伴有恶寒发热，头痛，周身酸楚，口渴，便秘。舌红，苔黄。

【食药调护原则】疏肝理气，通乳消肿。

【常用食药】萝卜、白菜、青皮、仙人掌、益母草、海带。

【常用食药方】

①仙人掌炖肉（《贵阳市中医、草药医、民族医秘方验方》）：仙人掌40g，牛肉适量。仙人掌去刺，切细，牛肉切块，二者加水同炖至肉烂服用。

②核桃枝梢南瓜蒂汤（《疾病的食疗与验方》）：核桃枝梢60g，南瓜蒂2个，益母草9g，黄酒适量。将前三味水煎取汁，黄酒送服。

③白萝卜丝汤（家常菜）：见P31中风（脑梗死急性期）（中经络）痰热腑实证。

【禁忌食药】参见P128乳腺癌毒热蕴结证。

2.热毒炽盛证

【证候要点】壮热，乳房肿痛，皮肤掀红灼热，肿块变软，有应指感。或切开排脓后引流不畅，红肿热痛不消，有"传囊"现象。舌红，苔黄腻。

【食药调护原则】清热解毒，托里透脓。

【常用食药】马兰头、鲜藕、绿豆、马齿苋、金银花、蒲公英。

【常用食药方】

①马兰头拌豆腐（自组方）：马兰头100g，豆腐300g，精盐、白糖、味精、芝麻油适量。马兰头去老叶老根部，洗净入沸水烫一下，转色撩起切碎。豆腐切块，将切好的马兰头、盐、味精、白糖、麻油倒入豆腐拌匀即可。

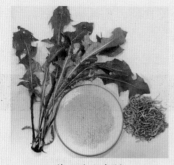

②蒲公英粥（《粥谱》）：蒲公英60g，金银花30g，粳米100g。先煎蒲公英、金银花，去渣取汁，入粳米煮粥。

③茯苓鳖枣汤（《疾病的食疗与验方》）：连皮茯苓20g，鳖甲10g，红枣10枚，蜂蜜1勺。茯苓洗净后以冷水2大碗浸泡1小时，连同浸液与鳖甲同入锅，文火煮30分钟，加入泡发洗净的红枣，同煮至枣酥烂，加入蜂蜜，饮汤食枣。

蒲公英粥食材

【禁忌食药】忌食辛辣、油腻、厚味、补益、温燥、发物类食药，如辣椒、丁香、大蒜、干姜、附子、参类、鹿茸、公鸡肉、羊肉、芒果、荔枝、桂圆等。

3. 正虚毒恋证

【证候要点】溃脓后乳房肿痛虽轻，但疮口脓水不断，脓汁清稀，愈合缓慢或形成乳漏。全身乏力，面色少华或低热不退，饮食减少。舌质淡，苔薄。

【食药调护原则】益气合营托毒。

【常用食药】鸡蛋、牛奶、豆制品、黄芪、鸡、大枣、瘦肉。

【常用食药方】

①首乌小米粥（《中医食疗学》）：何首乌30g，鸡蛋2个，小米50g，白糖少许。将何首乌用纱布包裹，与米同煮粥，待粥熟前将鸡蛋打入，加入白糖煮熟即可。

②参芪当归羊肉汤（《常见疾病的饮食疗法》）：人参、当归各10g，黄芪30g，羊肉500g，羊肉洗净，切开，加水煮汤，以汤白为度。将黄芪、当归入纱布袋扎口，与人参同入羊肉汤，以文火煮1小时左右，去药袋，饮汤吃肉。

③灵芝黄芪汤（《药膳 汤膳 粥膳》）：灵芝、黄芪、黄精、鸡血藤各15g，精盐适量。灵芝、黄芪、黄精、鸡血藤洗净入砂锅，加水适量，先浸泡2小时，再煎煮60分钟，取汤温服；药渣再加水适量，煎煮40分钟，取汤温服。

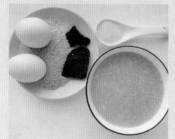
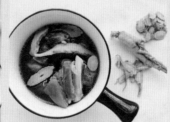
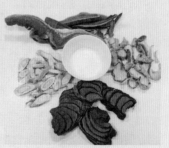

首乌小米粥　　　　　　　　参芪当归羊肉汤　　　　　　　灵芝黄芪汤食材

【禁忌食药】忌食辛辣、香燥、油炸、发物、温补类食药，如辣椒、大蒜、油炸食品、公鸡肉、猪头肉、香椿、附子、干姜、红参等。

四十、蛇串疮（带状疱疹）辨证施食方

（一）疾病概述

蛇串疮是一种皮肤上出现成簇水疱，多呈带状分布，痛如火燎的急性疱疹性皮肤病。其特点是皮肤上出现红斑、水泡或丘疱疹，累累如串珠，排列成带状，沿一侧周围神经分布区出现。好发于成年人，老年人病情尤重。本病多发于胸肋部，故又名火带疮、蛇丹，缠腰火丹。西医学称为带状疱疹。

（二）辨证施食

1. 肝经郁热证

【证候要点】常见于急性期。皮损鲜红，疱壁紧张，灼热刺痛，口苦咽干，烦躁易怒，大便干或小便黄。舌质红，苔薄黄或黄厚。

【食药调护原则】清肝泻火。

【常用食药】西瓜、苦瓜、绿豆、黄瓜、玉米须、车前子、栀子。

【常用食药方】

①桑菊茅竹饮（《中国药膳学》）：桑叶、菊花各5g，竹叶、白茅根、薄荷各30g，桑叶、竹叶、白茅根三味水煎沸，取沸水冲泡菊花、薄荷，当茶饮。

②栀子仁粥（《太平圣惠方》）：见P134胆胀（胆囊炎）肝胆湿热证。

③佛手菊花茶（《中华临床药膳食疗学》）：见P56胃脘痛（慢性胃炎）肝胃郁热证。

④凉拌二瓜（《中医食疗学》）：见P56胃脘痛（慢性胃炎）肝胃郁热证。

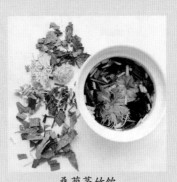
桑菊茅竹饮

【禁忌食药】忌食辛辣香燥、油炸、温热、滋补、腥发类食药，如黄芪、党参、人参、附子、干姜、油炸食品、牛肉、羊肉、海鲜、鱼虾、公鸡肉、猪头肉等。

2. 脾虚湿蕴证

【证候要点】皮损色淡，疱壁松弛，伴疼痛，口不渴，食少腹胀，大便时溏。舌质淡，苔白或白腻。

【食药调护原则】健脾利湿。

【常用食药】山药、扁豆、大枣、红薯、薏苡仁、茯苓、赤小豆。

【常用食药方】

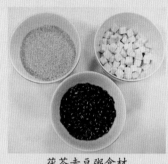

①茯苓赤豆粥（《中华养生药膳大典》）：茯苓30g，赤小豆100g，小米50g。将茯苓研为细末；赤小豆用水浸泡10小时以上，淘洗干净，三味加水适量，共煮成粥。

②莲子薏苡仁山药粥（《中医食疗学》）：见P143积聚（肝硬化）脾虚湿盛证。

③参苓粥（《圣济总录》）：见P165哮病（支气管哮喘）虚哮。

茯苓赤豆粥食材

【禁忌食药】忌食生冷、寒凉、油腻食药，如冷饮、凉菜、鱼腥草、马齿苋、豆腐、石膏、大黄、肥肉、甜食等。

3. 气虚血瘀证

【证候要点】常见于后遗神经痛期。皮疹消退后局部疼痛不止。舌质暗有瘀斑，苔白。

【食药调护原则】行气、活血化瘀。

【常用食药】萝卜、柑橘、木耳、油菜、黑豆、山楂、鸡蛋。

【常用食药方】

①山楂红糖饮（朱震亨方）：见P60胃脘痛（慢性胃炎）胃络瘀阻证。

②三七炖鸡蛋（《中国药膳大辞典》）：见P98混合痔气滞血瘀证。

③黑豆益母草汤（《药膳 汤膳 粥膳》）：见P98混合痔气滞血瘀证。

【禁忌食药】忌食生冷、寒凉、壅滞气机类食药及甜食，如冷饮、豆浆、红薯、芋艿、豇豆、板栗等容易胀气的食物，以及油腻食物，如肥肉、高汤，及蛋黄、蟹肉、鱼子、巧克力等。

四十一、带下证（盆腔炎性疾病）辨证施食方

（一）疾病概述

带下病是妇科常见多发病，指女子阴道分泌物比正常增多或色、质、气味异常，或伴有局部及全身症状者，称为带下病。西医学中阴道炎、盆腔炎、子宫颈炎可参照本病辨证施食。

（二）辨证施食

1. 湿热瘀结证

【证候要点】下腹胀痛，带下量多，色黄。舌质红，苔黄腻。

【食药调护原则】清热利湿，化瘀止带。

【常用食药】苦瓜、冬瓜、赤小豆、桃仁、芹菜、马鞭草、猪肚、马齿苋、鸡冠花、藕汁、茯苓、车前草、鱼腥草。

【常用食药方】

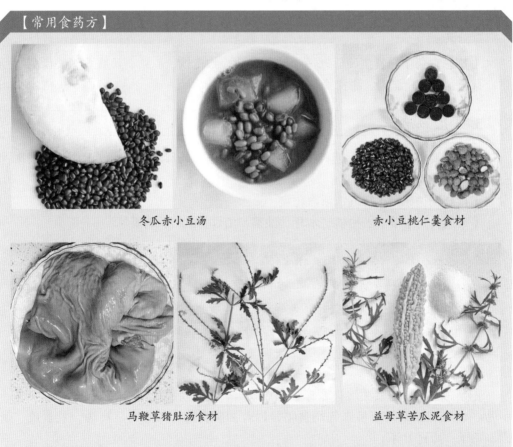

冬瓜赤小豆汤　　　　　　　　赤小豆桃仁羹食材

马鞭草猪肚汤食材　　　　　　益母草苦瓜泥食材

①冬瓜赤小豆汤（自组方）：冬瓜500g，赤小豆30g，盐适量。赤小豆洗净提前泡发2小时，冬瓜去皮切块。二者入锅，武火煮沸，文火炖至冬瓜赤豆熟

烂，加盐调味即可。

②赤小豆桃仁羹（《中医食疗学》）：赤小豆100g，桃仁25g，红糖30g。将桃仁、赤小豆洗净，入锅加适量水，用小火煮至赤小豆、桃仁熟烂，加入红糖，待糖融化即成。

③马鞭草猪肚汤（《中医食疗学》）：马鞭草30g，猪肚1只。将马鞭草与猪肚分别洗净，加适量水煮至肚熟即可。

④益母草苦瓜泥（《中医食疗学》）：益母草嫩苗200g，苦瓜250g，白糖适量。将苦瓜、益母草嫩苗分别洗净，剁成细末，捣烂如泥糊状，放入碗中，拌入白糖，佐餐食用。

【禁忌食药】参见P81腰椎间盘突出症湿热痹阻证。

2.气滞血瘀证

【证候要点】下腹刺痛，带下量多，经行不畅、有块，情志不畅。舌质暗红，或有瘀斑瘀点，苔白或黄。

【食药调护原则】疏肝行气，化瘀止痛。

【常用食药】乌梅、柠檬、三七、木耳、益母草、金橘、山楂、月季花、核桃肉、鲜香橼。

【常用食药方】

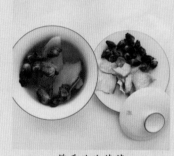
佛手玫瑰花茶

①佛手玫瑰花茶（自组方）：佛手10g，玫瑰花5g。将佛手和玫瑰花放入容器中，用沸水浸泡数分钟即可饮用。

②双桃香橼饮（《中医食疗学》）：桃仁10g，核桃肉10个，鲜香橼1只，冰糖适量。将香橼切成片状，与桃仁、核桃肉一同放入砂锅内，加适量水煎取汁，加冰糖调味。

③佛手元胡山楂汤（《食疗药膳》）：见P98混合痔气滞血瘀证。

【禁忌食药】参见P104大肠息肉（结肠息肉）气滞血瘀证。

3.寒湿瘀滞证

【证候要点】腰腹冷痛，带下色白质稀伴月经量少或后期痛经。舌质黯，苔白腻。

【食药调护原则】驱寒除湿，化瘀止痛。

【常用食药】桃仁、荔枝、薏苡仁、大枣、当归、艾叶、羊肉、山楂。

【常用食药方】

①当归椒姜炖羊肉（《中医食疗学》）：当归15g，花椒3g，生姜5g，羊肉250g。将羊肉、生姜切成块，与当归共入锅内，加适量水煮沸，然后用小火炖至羊肉半熟时加入花椒，再炖至羊肉熟烂即可。吃肉喝汤。

②山楂桂皮红糖汤（《中医食疗学》）：山楂肉15g，桂皮5g，红糖30g。将山楂肉、桂皮放入砂锅内，加清水煮汁，加入红糖，调匀即可。

③姜艾薏苡仁粥（《中医食疗学》）：炮姜、艾叶各10g，薏苡仁30g，先将炮姜、艾叶加适量水煎取汁，然后加入洗净的薏苡仁，用旺火煮沸后，再用小火熬成粥。

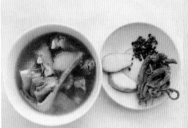
当归椒姜炖羊肉

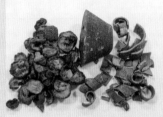
山楂桂皮红糖汤食材

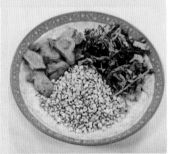
姜艾薏苡仁粥食材

【禁忌食药】参见P142积聚（肝硬化）肝脾血瘀证。

4. 肾虚血瘀证

【证候要点】下腹绵绵作痛，腰骶酸痛，带下色白清稀，头晕耳鸣。舌质黯淡，苔白。

【食药调护原则】补肾化瘀。

【常用食药】黑豆、玫瑰花、虾米、乌鸡、芡实、核桃、大枣、山药。

【常用食药方】

①黑豆粥（自组方）：黑豆100g，糯米50g，枸杞子3～5g，红枣5～10个，冰糖适量。黑豆洗净浸泡2小时，将泡好的黑豆、洗净的糯米、枸杞、红枣一并入炖锅，加水适量，用武火煮沸后，文火熬至黑豆烂熟，加入冰糖即可。

②银杏虾米乌鸡粥（《中医食疗学》）：银杏6g，虾米15g，粳米50g，乌骨鸡1只。将乌骨鸡宰杀后去毛及内脏等，洗净。把银杏、虾米纳入鸡腹内，加适量水，用小火煮至八成熟，加入粳米共煮成粥。食肉喝粥。

③芡实粥（《中医食疗学》）：芡实30g，核桃肉15g，大枣5枚，粳米30g，白糖适量。将芡实、核桃肉、大枣、粳米共入锅中，加适量水煮成粥，加入白糖调匀即可。

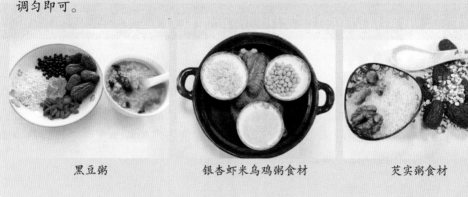

黑豆粥　　　　银杏虾米乌鸡粥食材　　　　芡实粥食材

【禁忌食药】忌食生冷、苦寒泻下、油腻食药，如冷饮、凉菜、苦瓜、鱼腥草、茼蒿、石膏、大黄、奶油、肥肉、黄芩、黄连等。

5. 气虚血瘀证

【证候要点】下腹坠痛，带下量多，色白，经期延长或月经量多。舌淡黯，苔白。

【食药调护原则】益气健脾化瘀。

【常用食药】桃仁、山药、山楂、三七、莲藕、鸡蛋、鸡。

【常用食药方】

①山药桃仁粥（自组方）：山药200g，桃仁21枚（去皮尖），粳米50g，红糖适量。山药去皮切块，桃仁冲碎，将粳米洗净，与山药、桃仁末一同入锅煮粥，熟前调入红糖即可。

②肉桂附子鸡蛋汤（《药膳 汤膳 粥膳》）：肉桂3g，熟附子9g，鸡蛋1个。先将肉桂和熟附子入锅煎汤，去渣取汁，再打入鸡蛋，同煮至蛋熟。

③三七蒸蛋（《同寿录》）：见P130乳腺癌瘀毒互结证。

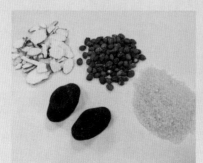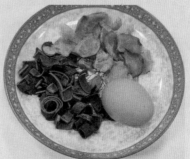

山药桃仁粥食材　　　　肉桂附子鸡蛋汤食材

【禁忌食药】参见P32中风（脑梗死急性期）（中经络）气虚血瘀证。

四十二、肝胆管结石急性发作期辨证施食方

（一）疾病概述

肝胆管结石是胆管结石的一种类型，是指左右肝管汇合部以上各分支胆管内的结石。它既可以单独存在，也可以与肝外胆管结石并存。该病的病因比较复杂，与肝内感染、胆汁淤滞、胆道蛔虫等因素有关。急性发作时常表现为右上腹疼痛、发热、黄疸，伴有严重的消化道症状，如恶心、呕吐、厌食、腹胀、便秘等。

（二）辨证施食

1. 肝胆蕴热证

【证候要点】胁肋灼痛或刺痛，胁下拒按或痞块。伴畏寒发热、口干口苦，恶心呕吐，身目微黄，大便干结。舌质微红，苔薄白或微黄。

【食药调护原则】疏肝解郁，清热利胆。

【常用食药】萝卜、丝瓜、绿豆、蒲公英、苦瓜、豆腐、莴苣、黄瓜。

【常用食药方】

①黄金茶（《中医食疗学》）：见P136胆胀（胆囊炎）胆腑郁热证。
②凉拌莴苣（《中医食疗学》）：见P63肾风（IgA肾病）风湿内扰证。
③茵陈粥（《粥谱》）：见P57胃脘痛（慢性胃炎）脾胃湿热证。

【禁忌食药】参见P146吐酸病（胃食管反流病）胆热犯胃证。

2. 肝胆湿热证

【证候要点】胁肋胀痛，身目发黄。伴发热，纳呆呕恶，小便黄，胁下痞块拒按，便溏或大便秘结。舌质红，苔黄厚腻。

【食药调护原则】清热利胆，化湿通下。

【常用食药】苦瓜、冬瓜、绿豆、玉米须、茵陈。

【常用食药方】

①栀子仁粥（《太平圣惠方》）：见P134胆胀（胆囊炎）肝胆湿热证。
②玉米须蚌肉汤（《中国药膳学》）：见P134胆胀（胆囊炎）肝胆湿热证。
③鸡骨草枣汤（《岭南草药志》）：见P134胆胀（胆囊炎）肝胆湿热证。

④芝肉茵陈汤（《药膳 汤膳 粥膳》）：见P134胆胀（胆囊炎）肝胆湿热证。

【禁忌食药】参见P57胃脘痛（慢性胃炎）脾胃湿热证。

四十三、慢性肾衰（慢性肾功能衰竭）辨证施食方

（一）疾病概述

慢性肾功能衰竭（CRF）又称慢性肾功能不全，是指各种原因造成的慢性进行性肾实质损害，致使肾脏明显萎缩，不能维持其基本功能，临床出现以代谢产物潴留，水、电解质、酸碱平衡失调，全身各系统受累为主要表现的临床综合征，也称为尿毒症。属中医水肿、淋证、关格范畴。

（二）辨证施食（正虚诸证）

1. 脾肾气虚证

【证候要点】倦怠乏力，气短懒言，食少纳呆，腰酸膝软，脘腹胀满，大便溏，口淡不渴。舌淡有齿痕。

【食药调护原则】健脾补肾益气。

【常用食药】红枣、肉桂、莲肉、人参、桂圆、鸡、牛乳。

【常用食药方】

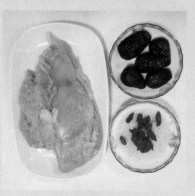
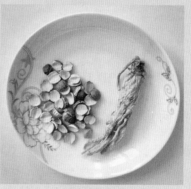

红枣煲鸡粥食材　　　　　　人参莲肉汤食材

①红枣煲鸡粥（自组方）：鸡胸肉150g，红枣5枚，枸杞1勺，粳米100g，盐适量。红枣洗净去核；粳米淘净、鸡胸肉洗净切丁。粳米放入锅中，加适量清水，大火烧沸，下入处理好的各种原材料，转中火熬煮至米粒软散。改小火，熬煮成粥，入盐调味即可。

②人参莲肉汤（《经验良方》）：将人参3g、莲子（去心）5枚放入小碗内，加水适量泡发。放入蒸锅内隔水蒸炖1小时，冰糖调味，喝汤吃莲子，剩余人参，次日再加入莲子如法蒸炖、服用。

③玉米须黄芪汤（《药膳 汤膳 粥膳》）：见P61肾风（IgA肾病）气阴两虚证。

【禁忌食药】忌食耗气、行气、生冷寒凉、油炸肥腻、辛辣刺激的食药，如佛手、枳壳、生冷瓜果、冷饮、豆腐、鱼腥草、苦瓜、菊花、金银花、黄芩等。

2. 脾肾阳虚证

【证候要点】畏寒肢冷，倦怠乏力，气短懒言，食少纳呆，腰酸膝软，腰部冷痛，脘腹胀满，大便溏，夜尿清长，舌淡有齿痕。

【食药调护原则】温阳补肾，健脾益气。

【常用食药】羊肉、肉桂、狗肉、生姜、附子、鸽肉、牛肉。

【常用食药方】

①羊骨粥（《千金翼方》）：羊骨1000g左右，粳米或糯米100g。葱白两根，生姜三片，细盐少许。将新鲜羊骨，洗净敲碎，加水煎汤，高火约20分钟。取汤代水，下米煮粥。待粥快好时，加入葱白、生姜、细盐，稍煮即可。

②三香粥（《中医食疗学》）：见P117肾风（局灶节段性肾小球硬化）脾肾阳虚证。

③羊肉雀蛋汤（《药膳 汤膳 粥膳》）：见P117肾风（局灶节段性肾小球硬化）脾肾阳虚证。

【禁忌食药】参见P117肾风（局灶节段性肾小球硬化）脾肾阳虚证。

3. 气阴两虚证

【证候要点】倦怠乏力，腰酸膝软，口干咽燥，五心烦热，夜尿清长，舌淡有齿痕。

【食药调护原则】滋阴补肾气。

【常用食药】玉竹、桑葚、西洋参、莲子、百合、银耳、大枣。

【常用食药方】

①鲫鱼赤小豆汤（《药膳 汤膳 粥膳》）：见P117肾风（局灶节段性肾小球硬化）气阴两虚证。

②清蒸人参元鱼（《滋补保健药膳食谱》）：见P61肾风（IgA肾病）气阴两虚证。

③山药粥（自组方）：见P43胸痹心痛病气阴两虚、心血瘀阻证。

【禁忌食药】参见P42胸痹心痛病气虚血瘀证。

4. 肝肾阴虚证

【证候要点】头晕、头痛，腰酸膝软，口干咽燥，五心烦热，大便干结，尿少色黄。舌淡红少苔。

【食药调护原则】补益肝肾、滋阴清热。

【常用食药】红枣、枸杞、山药、扁豆、薏苡仁、芝麻、黑豆。

【常用食药方】

①怀药芝麻糊（《中国药膳》）：见P144积聚（肝硬化）肝肾阴虚证。

②莲子百合煲瘦肉汤（自组方）：见P82腰椎间盘突出症肝肾亏虚证。

③生地黄鸡（《肘后备急方》）：见P144积聚（肝硬化）肝肾阴虚证。

【禁忌食药】参见P129乳腺癌气阴两虚证。

5. 阴阳两虚证

【证候要点】畏寒肢冷，五心烦热，口干咽燥，腰酸膝软，夜尿清长，大便干结，舌淡有齿痕。

【食药调护原则】阴阳双补。

【常用食药】牛肉、羊肉、韭菜、山药、海参、五味子。

【常用食药方】

①韭菜炒虾仁（家常菜）：见P69消渴病（2型糖尿病）阴阳两虚证。

②香菇木耳汤（家常菜）：见P69消渴病（2型糖尿病）阴阳两虚证。

③五味枸杞饮（《摄生众妙方》）：见P69消渴病（2型糖尿病）阴阳两虚证。

④海参粥（《老老恒言》）：见P49心衰病（心力衰竭）阳虚水泛证。

【禁忌食药】参见P69消渴病（2型糖尿病）阴阳两虚证。

（三）辨证施食（邪实诸证）

1. 湿浊证

【证候要点】恶心呕吐，肢体困重，食少纳呆，脘腹胀满，口中黏腻，舌苔厚腻。

【食药调护原则】健脾化浊。

【常用食药】薏苡仁、白扁豆、山药、砂仁、萝卜、藿香。

【常用食药方】

①苡仁煲瘦肉（自组方）：猪肉100g，薏苡仁50g，枸杞10g。盐、味精、葱花适量。薏苡仁提前浸泡4~8小时或者放入冰箱冷冻结冰备用（浸泡或冷冻后更容易煮烂），将猪肉洗净切成粒状大小，将切好的猪肉焯水去血。薏苡仁倒入电饭煲中，加水煮40分钟左右，加入猪肉，快出锅时加入枸杞、盐、味精，撒上葱花即可。

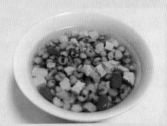

苡仁煲瘦肉

②砂仁萝卜饮（《中国药膳学》）：见P122呕吐（急性胃炎）湿浊中阻证。

③藿香粥（《中国药膳大辞典》）：见P122呕吐（急性胃炎）湿浊中阻证。

④鲫鱼砂仁汤（《药膳汤膳粥膳》）：见P122呕吐（急性胃炎）湿浊中阻证。

【禁忌食药】参见P122呕吐（急性胃炎）湿浊中阻证。

2. 湿热证

【证候要点】恶心呕吐，身重困倦，食少纳呆，口干口苦，脘腹胀满，口中黏腻，舌苔黄腻。

【食药调护原则】清热化浊。

【常用食药】赤小豆、薏苡仁、冬瓜、绿豆、金银花、赤小豆。

【常用食药方】

①苡仁鲫鱼汤（《中医食疗学》）：见P143积聚（肝硬化）脾虚湿盛证。

②玉米赤豆粥（自组方）：见P83臁疮（下肢溃疡）湿热毒蕴证。

③荸荠苋菜汤（《疾病的食疗与验方》）：见P83臁疮（下肢溃疡）湿热毒蕴证。

【禁忌食药】参见P128乳腺癌毒热蕴结证。

3. 水气证

【证候要点】全身浮肿，尿量少，心悸、气促，甚则不能平卧。

【食药调护原则】化气利水。

【常用食药】冬瓜、丝瓜、玉米须、车前子、茯苓、薏苡仁。

【常用食药方】

①萝卜煲瘦肉（自组方）：白萝卜250g，瘦猪肉100g，盐、葱适量。萝卜瘦肉切丁，白萝卜切块。将白萝卜、瘦猪肉丁一并入锅，加水适量，武火煮沸后文火炖20分钟，加入盐及葱花即可。

②鲤鱼黄芪汤（《药膳 汤膳 粥膳》）：鲤鱼1条，黄芪30g，生姜、葱、蒜、盐适量。鲤鱼去鳞、鳃及内脏，洗净与黄芪一同放入锅内，加生姜、蒜、盐，用武火煮沸，转文火慢炖，至鱼肉熟烂时加入葱即可。

③山药粥（自组方）：见P43胸痹心痛病气阴两虚、心血瘀阻证。

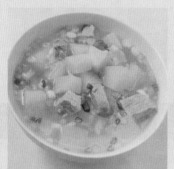 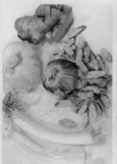 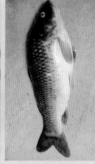

萝卜煲瘦肉　　　　　　　　　鲤鱼黄芪汤食材

【禁忌食药】参见P42胸痹心痛病气虚血瘀证。

4. 血瘀证

【证候要点】面色晦暗，腰痛，肌肤甲错，肢体麻木，舌质紫暗或有瘀点瘀斑。

【食药调护原则】活血化瘀。

【常用食药】葡萄、慈姑、桃子、山楂、茄子、海带。

【常用食药方】

①山药排骨汤（家常菜）：见P94消渴目病（糖尿病视网膜病变）气阴两虚、络脉瘀阻证。

②蒜泥茄子（《中医食疗学》）：见P170消渴病肾病（糖尿病肾病）血瘀证。

③佛手元胡山楂汤（《食疗药膳》）：见P98混合痔气滞血瘀证。

【禁忌食药】参见P104大肠息肉（结肠息肉）气滞血瘀证。

5.浊毒证

【证候要点】恶心呕吐，口有氨味，纳呆，皮肤瘙痒，尿量少，身重困倦，嗜睡，气促不能平卧。

【食药调护原则】解毒化浊。

【常用食药】绿豆、赤小豆、薏苡仁、苇根、苦瓜、萝卜。

【常用食药方】

①苇根竹茹粥（《食医心鉴》）：见P121呕吐（急性胃炎）浊毒犯胃证。

②苦瓜绿豆茶（《中国食疗本草新编》）：见P121呕吐（急性胃炎）浊毒犯胃证。

③薏苡仁赤豆汤（《食医心鉴》）：见P76项痹病（神经根型颈椎病）痰湿阻络证。

【禁忌食药】参见P76项痹病（神经根型颈椎病）痰湿阻络证。

四十四、肛漏病（肛瘘）辨证施食方

（一）疾病概述

肛漏又称肛瘘，是肛门直肠周围脓肿的后遗症，是肛门直肠疾病中的常见病、多发病，发病高峰年龄在20～40岁，男性多于女性。其特点以局部反复流脓、疼痛、瘙痒为主要症状，古代文献又称为"痔漏""漏疮""穿肠漏"。

（二）辨证施食

1.湿热下注证

【证候要点】肛周有溃口，经常溢脓，脓质稠厚，色白或黄，局部红、肿、热、痛明显，按之有索状物通向肛内；可伴有纳呆，大便不爽，小便短赤，形体困重。舌红、苔黄腻。

【食药调护原则】健脾利湿。

【常用食药】菜花、扁豆、冬瓜、粟米、马齿苋、木槿。

【常用食药方】

①粟米粥（自组方）：粟米、大米各50g，白砂糖适量。将粟米、大米淘

净，放入锅中，加清水适量，煮为稀粥服食，每日1~2剂，喜好甜食者，可加白糖适量同煮服食。

②马齿苋猪肠汤（《常见病食疗手册》）：猪大肠一段，马齿苋适量。将马齿苋洗净，塞入已洗净的猪大肠，扎紧两头，放入砂锅中，炖至熟烂，调味即可。

③蒸木槿花（《食医心鉴》）：见P97混合痔湿热下注证。

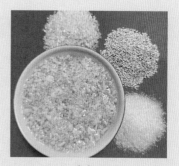

粟米粥

【禁忌食药】参见P97混合痔风伤肠络证。

2. 正虚邪恋证

【证候要点】肛周瘘口经常流脓，脓质稀薄，肛门隐隐作痛，外口皮色暗淡，时溃时愈，按之较硬，多有索状物通向肛内；可伴有神疲乏力，面色无华，气短懒言。舌淡、苔薄。

【食药调护原则】扶正祛邪。

【常用食药】大枣、木耳、藕、豌豆、当归、熟地黄、首乌。

【常用食药方】

①龙眼红枣木耳羹（《膳食保健》）：龙眼肉（桂圆）、红枣各15g，黑木耳25g，白糖适量。木耳冷水泡发1夜，文火煮1小时后，再加龙眼肉（桂圆）、红枣煮至稠烂，调入白糖服用。

②首乌小米粥（《中医食疗学》）：见P173乳痈（急性乳腺炎）正虚毒恋证。

③红枣桂圆粥（自组方）：见P159暴聋（突发性耳聋）气血亏虚证。

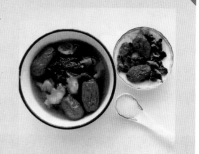

龙眼红枣木耳羹

【禁忌食药】参见P173乳痈（急性乳腺炎）正虚毒恋证。

3. 阴液亏虚证

【证候要点】瘘管外口凹陷，周围皮肤颜色晦暗，脓水清稀，按之有索状物通向肛内；可伴有潮热盗汗，心烦不寐，口渴，食欲不振。舌红少津、少苔或无苔。

【食药调护原则】养阴生津。

【常用食药】百合、银耳、核桃、石斛、玉竹、知母、乌鸡。

【常用食药方】

①百合银耳羹（自组方）：鲜百合100g，银耳20g，冰糖30g。将银耳用温水浸泡1小时。然后和百合一起入锅，加水适量，文火煮至汤汁变黏时，加入冰糖融化后，即可服食。

②石斛甘蔗饮（《中国药膳学》）：鲜石斛、北沙参各15g，玉竹、麦冬各12g，山药10g，甘蔗汁250g。前五味水煎取汁，合甘蔗汁搅匀。代茶饮。

③四物炖鸡汤（《百病饮食自疗》）：乌鸡1只，当归、白芍、熟地黄各10g，川芎6g，调料适量。乌鸡入沸水去血水洗净，四药分别洗净，切片，同入纱布袋；锅内加水1000mL，入鸡、药包，沸后去浮沫，加姜、葱、料酒适量，炖至鸡肉和骨架松软，加胡椒、精盐、味精调味。

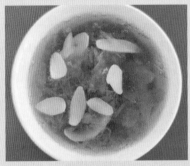
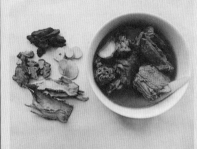

百合银耳羹　　　　　　　　　四物炖鸡汤

【禁忌食药】忌食温热、香燥、辛辣刺激类食药，如辣椒、大蒜、油炸食品等，荔枝、桂圆、香蕉、菠萝等性温热的水果也应少食，人参、鹿茸、附子、丁香等温热性药物禁用。

四十五、肛痈（肛门直肠周围脓肿）辨证施食方

（一）疾病概述

肛痈是肛管直肠周围软组织间隙发生急、慢性感染而形成的脓肿。其特点是发病急骤，疼痛剧烈，伴寒战高热，破溃后形成肛漏。以20～40岁的青壮年发病居多，男性多于女性。在古代医学文献中由于其发生的部位不同而有不同的称谓，如"脏毒""悬痈""坐马痈"等。相当于西医学的肛门直肠周围脓肿，简称肛周脓肿。

（二）辨证施食

1.火毒蕴结证

【证候要点】肛门周围突然肿痛，持续加剧，伴有恶寒、发热、便秘、溲赤。肛周红肿、触痛明显，质硬，表面灼热。舌质红、苔薄黄。

【食药调护原则】清热泻火解毒。

【常用食药】金银花、苦瓜、豆腐、赤豆、马齿苋、绿豆。

【常用食药方】

①凉拌鲜蒲公英（自组方）：蒲公英250g，盐、醋、糖、胡椒粉、生抽、食用油适量。嫩蒲公英去除黄叶，放水里清洗干净；锅内加水煮开，倒入蒲公英焯水，捞出晾凉，切段；加入盐、糖、生抽、醋、食用油拌匀。

②银花甘草茶（《中医食疗学》）：金银花30g，甘草5g，用沸水泡茶饮。

③马齿苋藕汁饮（《中医食疗学》）：见P45胸痹心痛病热毒血瘀证。

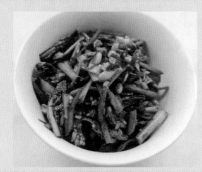
凉拌鲜蒲公英

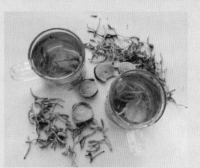
银花甘草茶

【禁忌食药】忌食温热、温补、香燥、油炸类食药，如羊肉、驴肉、狗肉、鸽肉、大蒜、辣椒、参类、鹿茸、荔枝、桂圆、香蕉、菠萝等。

2.热毒炽盛证

【证候要点】肛门肿痛剧烈，可持续数日，痛如鸡啄，夜寐不安，伴有恶寒发热，口干便秘，小便困难。肛周红肿，按之有波动感或穿刺有脓。舌质红，苔黄。

【食药调护原则】清热利湿解毒。

【常用食药】丝瓜、冬瓜、西瓜、木槿花、马齿苋、车前草、荸荠。

【常用食药方】

①木槿花速溶饮（《药膳食谱集锦》）：木槿花500g，白糖500g。将木槿花洗净，剪碎，加水适量，煎煮1小时，去渣；继续以文火熬制将要干锅时停火，

待冷拌入干燥的白糖吸干煎液，混匀，晒干，压碎，装瓶。每次服10g，沸水冲饮。

②冬瓜薏苡仁汤（自组方）：见P138尪痹（类风湿关节炎）湿热痹阻证。

③马兰头拌豆腐（自组方）：见P172乳痈（急性乳腺炎）热毒炽盛证。

【禁忌食药】参见P172乳痈（急性乳腺炎）热毒炽盛证。

3. 阴虚毒恋证

【证候要点】肛门肿痛、灼热，表皮色红，溃后难敛，伴有午后潮热，心烦口干，夜间盗汗。舌质红，少苔。

【食药调护原则】滋阴降火。

【常用食药】梨、绿豆、黄瓜、大枣、首乌、银耳。

【常用食药方】

①绿豆粥（《普济方》）：见P120呕吐（急性胃炎）暑湿伤胃证。

②龙眼红枣木耳羹（《膳食保健》）：见P187肛漏病（肛瘘）正虚邪恋证。

③首乌小米粥（《中医食疗学》）：见P173乳痈（急性乳腺炎）正虚毒恋证。

【禁忌食药】参见P173乳痈（急性乳腺炎）正虚毒恋证。

四十六、结直肠癌辨证施食方

（一）疾病概述

指原发于结肠、直肠的恶性肿瘤，又称大肠癌，中医名"肠积"，是最常见的消化道恶性肿瘤，其发病率及死亡率均呈上升趋势。主要治疗手段有手术、化疗，一旦确诊应尽早争取外科手术根治。

（二）辨证施食

1. 脾肾阳虚证

【证候要点】腹胀隐痛，久泻不止，大便夹血，血色黯淡，或腹部肿块，面色萎黄，四肢不温，舌质淡胖，苔薄白。

【食药调护原则】温阳健脾。

【常用食药】山药、桂圆、大枣、南瓜、羊肉、狗肉、黄鳝。

【常用食药方】

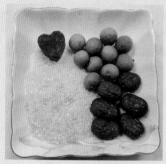

桂圆大枣粥食材

①桂圆大枣粥（自组方）：桂圆10个，大枣6枚，粳米150g，红糖适量。桂圆去壳，泡5分钟，剥去内核，大枣切两半。粳米洗净，将圆肉、大枣与米同煮，待熟时加入适量红糖即可。

②山药肉桂粥（《中医食疗学》）：见P169消渴病肾病（糖尿病肾病）阳虚证。

③羊肉雀蛋汤（《药膳 汤膳 粥膳》）：见P117肾风（局灶节段性肾小球硬化）脾肾阳虚证。

【禁忌食药】参见P117肾风（局灶节段性肾小球硬化）脾肾阳虚证。

2. 肝肾阴虚证

【证候要点】腹胀痛，大便形状细扁，或带黏液脓血便或便干，腰膝酸软，失眠，口干咽燥，烦躁易怒，头昏耳鸣，口苦，胁肋胀痛，五心烦热。舌红少苔。

【食药调护原则】滋阴补肾。

【常用食药】芝麻、银耳、胡萝卜、桑葚、燕窝、牛奶、麦冬、鸭肉。

【常用食药方】

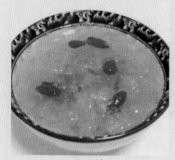

银耳羹

①银耳羹（自组方）：银耳100g温水泡发1小时，摘去老根，撕成小朵，武火煮沸，文火熬1小时，加入冰糖及少量枸杞，再熬10分钟即可。

②怀药芝麻糊（《中国药膳》）：见P144积聚（肝硬化）肝肾阴虚证。

③莲子百合煲瘦肉汤（自组方）：见P82腰椎间盘突出症肝肾亏虚证。

【禁忌食药】忌食油腻厚味、辛辣、温热食药，如肥肉、辣椒、丁香、干姜、牛肉、羊肉、猪头肉等。

3. 气血两亏证

【证候要点】体瘦腹满、面色苍白、肌肤甲错，食少、神疲乏力，头昏心悸，舌质淡，苔薄白。

【食药调护原则】益气养血。

【常用食药】大枣、桂圆、莲子、鸡蛋、花生、山药、鸡肝、鸡肉、阿胶。

【常用食药方】

①桂圆莲子汤（自组方）：见P78项痹病（神经根型颈椎病）气血亏虚证。

②大枣圆肉煲鸡汤（自组方）：见P78项痹病（神经根型颈椎病）气血亏虚证。

③参枣汤（《十药神书》）：见P159暴聋（突发性耳聋）气血亏虚证。

【禁忌食药】参见P32中风（脑梗死急性期）（中经络）气虚血瘀证。

4. 痰湿内停证

【证候要点】里急后重，大便脓血，腹部阵痛，舌质红或紫暗，苔腻。

【食药调护原则】化痰利湿。

【常用食药】白萝卜、莲子、薏苡仁、赤小豆、扁豆、茯苓、荷叶、豆蔻、草果。

【常用食药方】

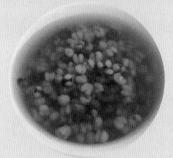

①赤小豆苡仁粥（自组方）：赤小豆100g，薏苡仁50g，水1500mL。赤小豆和薏苡仁洗净浸泡4小时以上。入锅加水大火煮开后小火煮至赤小豆熟烂。放入冰糖继续煮20分钟，或至冰糖融化即可。

②豆蔻草果炖乌鸡（《中医食疗学》）：见P109胃癌痰湿证。

③扁豆薏苡仁粥（《中医食疗学》）：见P103大肠息肉（结肠息肉）湿瘀阻滞证。

赤小豆苡仁粥

【禁忌食药】参见P109胃癌痰湿证。

5. 瘀毒内结证

【证候要点】面色黯滞，腹痛固定不移，大便脓血，血色紫暗，口唇黯紫，或舌有瘀斑，或固定痛处。

【食药调护原则】化瘀软坚。

【常用食药】桃仁、紫菜、苋菜、油菜、山楂、香菇、茄子、芒果、洋葱、黄酒。

【常用食药方】

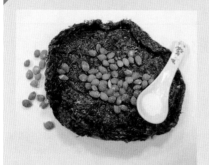

①桃仁紫菜汤（自组方）：桃仁20枚（去皮尖），紫菜25g。紫菜浸泡后洗净杂质。锅内加水500mL，加入桃仁煮10分钟，再加入紫菜煮5分钟，加盐调味即可。

②三七蒸蛋（《同寿录》）：见P130乳腺癌瘀毒互结证。

③大枣赤豆莲藕粥（自组方）：见P60胃脘痛（慢性胃炎）胃络瘀阻证。

桃仁紫菜汤食材

【禁忌食药】忌食生冷、寒凉、油腻、酸敛之药食，如苦瓜、鱼腥草、茼蒿、石膏、大黄、奶油、肥肉、乌梅、诃子等。

四十七、痔病（外痔）辨证施食方

（一）疾病概述

痔，是直肠末端黏膜下和肛管皮肤下的静脉丛发生扩大，曲张所形成的柔软静脉团，又称痔疮、痔核。外痔指位于齿状线以下的痔外静脉丛曲张或肛缘皱襞皮肤发炎、肥大、结缔组织增生或血栓瘀滞而形成的肿块，临床以疼痛和有异物感为主要症状。

（二）辨证施食

1. 气滞血瘀证

【证候要点】肛缘肿物突起，排便时可增大，有异物感，可有胀痛或坠痛，局部可触及硬性结节。舌紫暗，苔薄黄。

【食药调护原则】理气通络、活血化瘀。

【常用食药】苹果、玫瑰花、萝卜、山楂、木耳、桃仁、番茄、佛手、香橼、三七。

【推荐食疗方】

①玫瑰花茶（《本草纲目拾遗》）：见P41胸痹心痛病气滞血瘀证。

②三七炖鸡蛋（《中国药膳大辞典》）：见P98混合痔气滞血瘀证。

③佛手元胡山楂汤（《食疗药膳》）：见P98混合痔气滞血瘀证。

④黑豆益母草汤（《药膳 汤膳 粥膳》）：见P98混合痔气滞血瘀证。

【禁忌食药】参见P104大肠息肉（结肠息肉）气滞血瘀证。

2. 湿热下注证

【证候要点】肛缘肿物隆起，灼热疼痛或局部有分泌物，便干或溏。舌质红，苔黄腻。

【食药调护原则】清热利湿。

【常用食药】赤小豆、丝瓜、藕、马齿苋、木槿花、芹菜、槐花。

【常用食药方】

①赤豆粥（《本草纲目》）：见P57胃脘痛（慢性胃炎）脾胃湿热证。

②马兰汤（《本草纲目》）：见P97混合痔湿热下注证。

③槐花瘦肉汤（《中华现代药膳食疗手册》）：见P97混合痔湿热下注证。

④蒸木槿花（《食医心鉴》）：见P97混合痔湿热下注证。

【禁忌食药】忌食辛辣、香燥、温补类食药，如辣椒、大蒜、生姜、荔枝、桂圆、牛肉、羊肉、鸽肉、红参、附子、干姜等食药。

四十八、骨痹（骨关节病）辨证施食方

（一）疾病概述

骨痹属于五体痹之一。凡由六淫之邪侵扰人体筋骨关节，闭阻经脉气血，出现肢体沉重、关节剧痛，甚至发生肢体拘挛屈曲，或强直畸形者都谓之骨痹。西医骨关节病现称骨关节炎（OA），是一种以关节软骨损害为主，并累及整个关节组织的最常见的关节疾病，最终发生关节软骨退变、纤维化、断裂、溃疡及整个关节面的损害。临床表现为关节疼痛、僵硬、肥大及活动受限，也属骨痹范畴。

（二）辨证施食

1. 肝肾亏虚证

【证候要点】关节疼痛、肿胀、时轻时重、屈伸不利，或伴关节弹响，腰膝酸软，腰腿不利，屈伸运动时疼痛加剧；或伴关节变形，筋肉萎缩，形寒肢冷；或五心烦热、午后潮热。舌淡或有瘀点、瘀斑，苔白或白腻。

【食药调护原则】补益肝肾，强筋健骨。

【常用食药】黑豆、黑芝麻、甲鱼、山药、枸杞子、鸭肉、鹅肉、牛膝、海参、羊肉、韭菜。

【常用食药方】

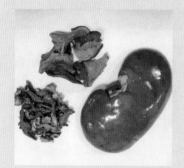

①猪肾狗脊续断汤（《药膳 汤膳 粥膳》）：猪肾1个，狗脊20g，续断10g。狗脊加工洗净切片，续断切片，猪肾切为2片，去筋膜，洗净与狗脊、续断一同入锅，加水适量；武火煮沸，转文火煎熬30分钟左右即成。

②龟板煲猪脊（《中藏经》）：见P141尪痹（类风湿关节炎）肝肾不足证。

③枸杞鸭汤（自组方）：见P141尪痹（类风湿关节炎）肝肾不足证。

猪肾狗脊续断汤食材

【禁忌食药】参见P77项痹病（神经根型颈椎病）肝肾不足证。

2. 寒湿痹阻证

【证候要点】肢体、关节酸痛，或关节局部肿胀，屈伸不利，局部畏寒，皮色不红，触之不热，得热痛减，遇寒痛增，活动时疼痛加重；或伴腰膝酸软，四肢乏力；或纳食欠佳，大便溏薄、小便清长。舌苔薄白或白滑。

【食药调护原则】温经散寒。

【常用食药】薏苡仁、韭菜、羊肉、干姜、牛肉、山药、枣、红糖、赤小豆、乌头、羌活、桂枝、肉桂。

【常用食药方】

①红枣山药粥（《膳食保健》）：见P137尪痹（类风湿关节炎）寒湿痹阻证。

②黄酒烧牛肉（自组方）：见P137尪痹（类风湿关节炎）寒湿痹阻证。

③双桂粥（《粥谱》）：见P137尪痹（类风湿关节炎）寒湿痹阻证。

④鳝鱼汤（《中国饮食保健学》）：见P74项痹病（神经根型颈椎病）风寒痹阻证。

【禁忌食药】参见P80腰椎间盘突出症寒湿痹阻证。

3. 湿热阻络证

【证候要点】关节红肿疼痛，活动不利，拒按，局部触之灼热。发热、口渴，烦闷不安；或伴腰膝酸软，四肢乏力，大便干结，小便黄。舌质红，苔黄腻。

【食药调护原则】清热利湿通络。

【常用食药】丝瓜、冬瓜、赤小豆、玉米须、薏苡仁、黄瓜、苦瓜、绿豆、豆芽、木瓜。

【常用食药方】

①丝瓜鲫鱼汤（《中医食疗学》）：见P63肾风（IgA肾病）风湿内扰证。
②冬瓜薏苡仁汤（自组方）：见P138尪痹（类风湿关节炎）湿热痹阻证。
③秦艽桑枝煲老鸭（《中华养生药膳大全》）：见P138尪痹（类风湿关节炎）湿热痹阻证。

【禁忌食药】忌食辛辣、燥热、煎炸、肥甘、醇酒等食物，如葱、姜、蒜、胡椒、小茴香、花椒等调味品，羊肉、狗肉等具有较强温热特性的食物，以及麻辣烫、麻辣火锅等。

4. 痰瘀互结证

【证候要点】曾有外伤史，或痹痛日久，关节刺痛、掣痛，或疼痛较剧，入夜尤甚，痛有定处；或伴肢体麻木，不可屈伸，反复发作，骨关节僵硬变形，关节及周围可见瘀色。舌质紫暗或有瘀点、瘀斑，苔白腻或黄腻。

【食疗原则】化痰祛瘀。

【可用食材】萝卜、山楂、桃仁、陈皮、薏苡仁、绿豆、红花、海带。

【推荐食疗方】

①薏苡仁桃仁汤（《圣济总录》）：见P139尪痹（类风湿关节炎）痰瘀痹阻证。
②山芋薏苡仁粥（自组方）：见P139尪痹（类风湿关节炎）痰瘀痹阻证。
③山楂海带丝（《中华养生药膳大全》）：见P90白疕（寻常性银屑病）血瘀证。
④海带绿豆汤（《药膳保健》）：见P139尪痹（类风湿关节炎）痰瘀痹阻证。

【禁忌食药】忌食生冷、寒凉、肥甘厚腻能生痰生湿之药食，如苦瓜、鱼腥草、茼蒿、石膏、大黄、奶油、肥肉等。

5. 气血两虚证

【证候要点】关节酸沉，隐隐作痛，屈伸不利，肢体麻木、四肢乏力；或伴形体虚弱，面色无华，汗出畏寒，时感心悸，纳呆，尿多便溏。舌淡，苔薄白。

【食疗原则】补益气血。

【可用食材】大枣、桂圆、阿胶、薏苡仁、山药、鸡肉、牛肉、黑芝麻。

【推荐食疗方】

①鳝鱼鸡丝汤（《药膳 汤膳 粥膳》）：鳝鱼丝50g，鸡肉丝15g，鸡蛋1只，面筋10g，黄酒、葱、生姜、酱油、胡椒粉、鸡汤、鳝鱼汤、香油、精盐、味精、湿淀粉各适量。先在锅中放入鸡汤和鳝鱼汤各1碗，烧开后放入鳝鱼丝、鸡肉丝、面筋，再加入酱油、葱、姜、精盐，烧好后倒入鸡蛋成花，用湿淀粉勾芡，再煮沸加胡椒粉、味精、香油即可。

②乌鸡汤（自组方）：见P140尪痹（类风湿关节炎）气血两虚证。

③芪芷炖乌鸡（《养生食疗方》）：见P140尪痹（类风湿关节炎）气血两虚证。

【禁忌食药】忌食生冷、刺激、油炸、耗气降气类食药，如山楂、佛手、槟榔、大蒜、苤蓝、萝卜缨、荜拔、紫苏叶、薄荷、荷叶、荸荠等。

四十九、骨蚀（成人股骨头坏死）辨证施食方

（一）疾病概述

骨蚀，中医病名，相当于西医学的股骨头坏死。是指因体虚邪入于骨，或因筋骨伤损，使气血凝滞，经脉受阻所致，以骨痛，肌肉萎缩，跛行，患肢缩短，但局部无化脓为主要表现的形体疾病。成人股骨头坏死易发生于中青年，双侧患病为主，占70%以上。

（二）辨证施食

1. 血瘀气滞证

【证候要点】髋部疼痛，夜间痛剧，刺痛不移，关节屈伸不利。舌质暗或有瘀点，苔黄。

【食药调护原则】行气止痛，活血化瘀。

【常用食药】红糖、山楂、白萝卜、鲈鱼、生姜、桃仁、百合。

【常用食药方】

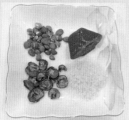

山楂桃仁粥食材

①山楂桃仁粥（自组方）：山楂20g，桃仁10g，粳米100g，红糖适量。山楂去核，桃仁去皮尖，粳米洗净。三者入锅加水适量，武火煮沸，文火煮熟，加入适量红糖即可。

②归龙肉汤（《中医食疗学》）：见P79腰椎间盘突出症血瘀气滞证。

③葱耳蒜粥（《中医食疗学》）：见P79腰椎间盘

突出症血瘀气滞证。

【禁忌食药】忌食寒凉、煎炸、肥腻、厚味等壅阻气机之品，如冷饮、冰激凌、油炸排骨、油炸肥肠、麻辣龙虾、红薯、豆浆等。

2. 肾虚血瘀证

【证候要点】髋痛隐隐，绵绵不休，关节强硬，伴心烦失眠，口渴咽干，面色潮红。舌质红，苔黄燥或黄腻。

【食药调护原则】肾阴虚滋养肾阴，肾阳虚温壮肾阳，血瘀活血化瘀。

【常用食药】肾阴虚宜大枣、枸杞、黑芝麻、甲鱼肉、桃仁；肾阳虚宜黑豆、核桃、杏仁、腰果、黑芝麻；血瘀宜红糖、山楂、生姜。

【常用食药方】

肾阴虚宜枸杞大枣粥、怀药芝麻糊，阳虚宜核桃黑芝麻糊，血瘀宜桃仁粥。

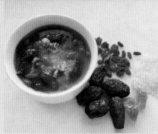 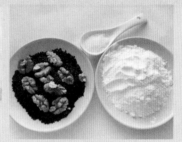
枸杞大枣粥　　　　核桃黑芝麻糊食材

①枸杞大枣粥（自组方）：枸杞10g，大枣10枚去核撕开，粳米100g，冰糖适量。粳米洗净入锅，加入枸杞、大枣，加适量水煮粥，待粥将熟时加入冰糖煮至粥熟即可。

②核桃黑芝麻糊（自组方）：核桃仁500g，黑芝麻500g，糯米粉100g，白糖100g。黑芝麻炒熟，将熟芝麻放入料理机打碎倒出；再磨碎核桃仁，两者混合。吃时取100g核桃芝麻粉、200g水、20g糯米粉，加适量白糖，混合均匀后小火熬煮熟即可。注意在煮的过程中需要不断搅拌以防核桃芝麻糊粘底。

③银杏虾米乌鸡粥（《中医食疗学》）：见P178带下证（盆腔炎性疾病）肾虚血瘀证。

④黑豆粥（自组方）：见P178带下证（盆腔炎性疾病）肾虚血瘀证。

【禁忌食药】肾阴虚忌食辛辣、温热食药，如肥肉、辣椒、丁香、干姜、牛肉、羊肉、猪头肉等；肾阳虚忌食生冷寒凉、油炸肥腻的食药，如生冷瓜果、冷饮、豆腐、鱼腥草、苦瓜、菊花、金银花、黄芩等；血瘀忌食生冷、酸涩、壅阻气机之品，如冷饮、冰激凌、红薯、豆浆、牛奶、木瓜、五味子等。

3. 痰瘀互结证

【证候要点】髋部沉重疼痛，痛处不移，关节漫肿，屈伸不利，肌肤麻木，形体肥胖。舌质灰。

【食药调护原则】健脾除湿，活血化瘀。

【常用食药】白萝卜、山药、薏苡仁、赤小豆、木耳、冬瓜。

【常用食药方】

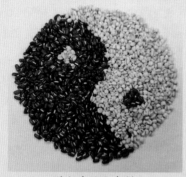

苡仁赤豆粥食材

①苡仁赤豆粥（自组方）：赤小豆100g，薏苡仁50g，水1500mL。赤小豆和薏苡仁洗净浸泡4小时以上。入锅加水大火煮开后小火煮至赤小豆熟烂。放入冰糖继续煮20分钟，直到冰糖融化，即可。

②山芋薏苡仁粥（自组方）：见P139尪痹（类风湿关节炎）痰瘀痹阻证。

③薏苡仁赤豆汤（《食医心鉴》）：见P76项痹病（神经根型颈椎病）痰湿阻络证。

④薏苡仁桃仁汤（《圣济总录》）：见P139尪痹（类风湿关节炎）痰瘀痹阻证。

【禁忌食药】参见P196骨痹（骨关节病）痰瘀互结证。

五十、骨蚀（儿童股骨头坏死）辨证施食方

（一）疾病概述

骨蚀，中医病名，相当于西医学的股骨头坏死。小儿股骨头坏死临床主要表现为髋关节疼痛及跛行，常有外伤史，疼痛多为轻痛或钝痛，常位于腹股沟、大腿内侧，并放射到膝部。小儿股骨头坏死95%以上为损伤性。

（二）辨证施食

1. 先天不足证

【证候要点】发病隐蔽，四肢酸软，疼痛绵绵，神疲乏力，舌淡红，苔白。

【食药调护原则】补益肝肾，强壮筋骨。

【常用食药】牛奶、黑芝麻、核桃仁、藕粉、胡萝卜、粟米、牛骨髓。

【常用食药方】

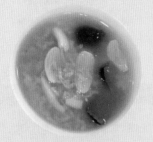

百合红枣粥

肾阳虚宜干姜煲羊肉、羊脊骨粥、鹿角粥，肾阴虚宜百合红枣粥、枸杞大枣粥。

①羊脊骨粥（《中医药膳学》）：羊连尾脊骨1条，肉苁蓉15g，菟丝子3g，粳米60g。葱、姜、食盐、黄酒适量。菟丝子酒浸泡3日，晒干，捣末。肉苁蓉酒浸一宿，刮去粗皮。将羊脊骨砸碎，用水2.5L，煎取汁液1L，入粳米、肉苁蓉煮粥，待粥欲熟时，加入葱末等调料，加入菟丝子末、20mL料酒搅匀，空腹服用。

②鹿角粥（《中医药膳学》）：鹿角粉5g，粳米60g。粳米洗净加适量水，入锅煮粥。待沸后20分钟加入鹿角粉，煮粥至熟，加入少许食盐，分次服用。

③百合红枣粥（自组方）：干百合10g，糯米150g，大枣8个，冰糖适量。百合、大枣、糯米提前4小时泡发。将三味食材一同入锅，加水适量，武火煮沸，文火炖至米熟烂，加入冰糖调味即可。

④干姜煲羊肉（自组方）：见P77项痹病（神经根型颈椎病）肝肾不足证。

⑤枸杞大枣粥（自组方）：见P198骨蚀（成人股骨头坏死）肾虚血瘀证。

【禁忌食药】肾阳虚忌食生冷寒凉、油炸肥腻的食药，如生冷瓜果、冷饮、豆腐、鱼腥草、苦瓜、菊花、金银花、黄芩等。肾阴虚忌食辛辣、温热食药，如肥肉、辣椒、丁香、干姜、牛肉、羊肉、猪头肉等。

2. 血瘀气滞证

【证候要点】患处疼痛，跛行。舌质可紫暗或有瘀斑。

【食药调护原则】行气活血，化瘀解毒。

【常用食药】山楂、茴香、蛋、奶、鲜榨果汁、三七、佛手。

【常用食药方】

①山楂红糖饮（朱震亨方）：见P60胃脘痛（慢性胃炎）胃络瘀阻证。

②三七炖鸡蛋（《中国药膳大辞典》）：见P98混合痔气滞血瘀证。

③佛手元胡山楂汤（《食疗药膳》）：见P98混合痔气滞血瘀证。

【禁忌食药】忌食生冷寒凉、煎炸、肥腻厚味的食药，如冷饮、肥肉、蟹肉、鱼子、巧克力、油炸食品、膨化食品等。

五十一、胫腓骨骨折辨证施食方

（一）疾病概述

胫腓骨骨折是指直接暴力、间接暴力、应力损伤等原因造成的胫腓骨的连续性发生中断，多见于儿童和青少年。局部疼痛、肿胀、畸形和功能障碍为主要临床表现。

（二）辨证施食

1. 血瘀气滞证

【证候要点】骨折初期，伤后1~2周。局部肿胀压痛，舌质淡，苔薄白。

【食药调护原则】行气止痛，活血化瘀。

【常用食药】白萝卜、红糖、山楂、生姜、当归、三七、洋葱、茄子。

【常用食药方】

①三七蒸鸡《延年益寿妙方》：见P93急性非淋巴（髓）细胞白血病痰瘀互结证。

②鲫鱼当归散（《本草纲目》）：见P76项痹病（神经根型颈椎病）血瘀气滞证。

③陈皮桃仁粥（《中医药膳学》）：见P41胸痹心痛病气滞血瘀证。

【禁忌食药】参见P76项痹病（神经根型颈椎病）血瘀气滞证。

2. 瘀血凝滞证

【证候要点】骨折中期，伤后2~4周，伤处疼痛拒按，动则加剧，功能活动障碍。舌红或有瘀点，苔白。

【食药调护原则】活血化瘀。

【常用食药】山楂、当归、红花、油菜、骨头、茄子。

【常用食药方】

①黑豆活血粥（《百病中医药膳疗法》）：黑豆、粳米各100g，苏木15g，鸡血藤30g，元胡粉5g，红糖适量。先将黑豆洗净，放入锅内，加水适量，煮至五成熟。另将苏木、鸡血藤加水煎煮40分钟，滤去药渣，把药液与黑豆同煮，至八成熟放入粳米、元胡粉及适量清水，煮至豆熟烂，加红糖搅匀即可。

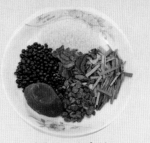

黑豆活血粥食材

②薏苡仁桃仁粥（《圣济总录》）：见P44胸痹心痛病痰阻血瘀证。

③牛筋祛瘀汤（《百病中医药膳疗法》）：见P38眩晕病（原发性高血压）痰瘀互结证。

【禁忌食药】参见P38眩晕病（原发性高血压）痰瘀互结证。

3. 肝肾不足证

【证候要点】骨折后期，伤后大于4周。头晕耳鸣，腰膝酸软，两目干涩，视物模糊，五心烦热，遗精盗汗，舌淡胖。

【食药调护原则】滋补肝肾，补益气血。

【常用食药】鱼、虾、肉、蛋、牛奶、核桃、羊肉、枸杞。

【常用食药方】

①牛骨膏（《济众新编》）：牛骨（带骨髓）500～1000g，怀牛膝20g，黄酒150mL，生姜、葱、食盐各适量。大锅中加足水，放入牛骨、牛膝熬煮，煮沸后加黄酒150mL，煎至水去过半，过滤，去牛膝、老骨，放入容器中，待其凝固。凝后去除表面浮油，只取清汤。后上火熬化，煮沸后用小火煮30分钟，入生姜、葱、食盐少许。随量饮用，或佐餐饮用。

②壮骨汤（自组方）：见P77项痹病（神经根型颈椎病）肝肾不足证。

③当归羊肉羹（《济生方》）：见P48心衰病（心力衰竭）肾精亏损、阴阳两虚证。

【禁忌食药】忌食油腻厚味，肝肾阴虚者忌食辛辣、温热食药，如肥肉、辣椒、丁香、干姜、牛肉、羊肉、猪头肉等。肝肾阳虚者忌食生冷瓜果、寒凉食药，如鱼腥草、石膏、豆腐、冷饮等。

五十二、膝痹病（膝关节骨性关节炎）辨证施食方

（一）疾病概述

膝痹属中医"骨痹"范畴，多由于肢体筋脉、关节、肌肉气血痹阻不通，"不通则痛"而发病，最后加重骨及软骨的退变出现疼痛、畸形和功能障碍。相当于现代医学之骨性关节炎或骨关节退行性疾患。

（二）辨证施食

1. 风寒湿痹证

【证候要点】肢体关节酸楚疼痛、痛处固定、有如刀割或有明显重着感或患处表现肿胀感，关节活动欠灵活，畏风寒，得热则舒。舌质淡，苔白腻。

【食药调护原则】祛风除湿、温经通络。

【常用食药】姜、蒜、牛肉、山药、枣、红糖、赤小豆、乌头、羌活、桂枝、肉桂。

【常用食药方】

①威灵仙酒（《中药大辞典》）：见P74项痹病（神经根型颈椎病）风寒痹阻证。

②鳝鱼汤（《中国饮食保健学》）：见P74项痹病（神经根型颈椎病）风寒痹阻证。

③当归红枣煲羊肉（自组方）：见P74项痹病（神经根型颈椎病）风寒痹阻证。

④祛风湿药酒（《中医食疗学》）：见P74项痹病（神经根型颈椎病）风寒痹阻证。

2. 风湿热痹证

【证候要点】起病较急，病变关节红肿、灼热、疼痛，甚至痛不可触，得冷则舒；可伴有全身发热，或皮肤红斑、硬结。舌质红，苔黄。

【食药调护原则】清热利湿。

【常用食药】薏苡仁、冬瓜、红豆、黄瓜、苦瓜、丝瓜、绿豆、豆芽、木瓜。

【常用食药方】

①冬瓜薏苡仁汤（自组方）：见P138尫痹（类风湿关节炎）湿热痹阻证。
②丝瓜鲫鱼汤（《中医食疗学》）：见P63肾风（IgA肾病）风湿内扰证。
③桑枝酒（《中医药膳学》）：见P138尫痹（类风湿关节炎）湿热痹阻证。
④秦艽桑枝煲老鸭（《中华养生药膳大全》）：见P138尫痹（类风湿关节炎）湿热痹阻证。

【禁忌食药】忌食生冷、辛辣、滋腻、温燥、肥甘、醇酒、伤阴的食药，如葱、姜、蒜、胡椒、小茴香、花椒、羊肉、狗肉、荔枝、肥肉等。

3. 瘀血闭阻证

【证候要点】肢体关节刺痛，痛处固定，局部有僵硬感，或麻木不仁。舌质紫暗，苔白而干。

【食药调护原则】活血通络、温经壮阳。

【常用食药】山楂、木耳、核桃、乌鸡、白萝卜、丹参、当归、鸡血藤、红花。

【常用食药方】

①鲫鱼当归散（《本草纲目》）：见P76项痹病（神经根型颈椎病）血瘀气滞证。

②牛筋祛瘀汤（《百病中医药膳疗法》）：见P38眩晕病（原发性高血压）痰瘀互结证。

③桃仁粥（《太平圣惠方》）：见P71肺癌气滞血瘀证。

【禁忌食药】参见P76项痹病（神经根型颈椎病）血瘀气滞证。

4. 肝肾亏虚证

【证候要点】膝关节隐隐作痛，腰膝酸软无力，酸困疼痛，遇劳更甚。舌质红、少苔。

【食药调护原则】补益气血、益肝肾。

【常用食药】山药、枸杞、甲鱼、鸭肉、鹅肉、芝麻、黑豆、牛膝。

【常用食药方】

①壮骨汤（自组方）：见P77项痹病（神经根型颈椎病）肝肾不足证。

②山药芝麻糊（《民间食谱集锦》）：见P141尪痹（类风湿关节炎）肝肾不足证。

③枸杞鸭汤（自组方）：见P141尪痹（类风湿关节炎）肝肾不足证。

④龟板煲猪脊（《中藏经》）：见P141尪痹（类风湿关节炎）肝肾不足证。

【禁忌食药】参见P202胫腓骨骨折肝肾不足证。

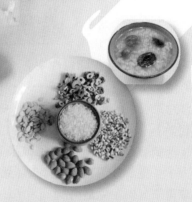

A

B

H

I

J

M

Y

Z

主要参考文献

[1] 毕怀梅,王家兰.中医临床护理学[M].北京:科学出版社,2017.

[2] 王家兰,杨茜.中医临床护理健康教育[M].昆明:云南科技出版社,2019.

[3] 徐桂华,刘虹.中医护理学基础[M].北京:中国中医药出版社,2012.

[4] 胡献国.药食同源对症速查手册[M].北京:中国中医药出版社,2021.

[5] 胡文斌.中医家庭饮食疗法[M].延吉:延边大学出版社,2022.

[6] 赵阳.饮食疗法（汉英对照）[M].何叶博,张淑娜,译.上海:上海科学技术出版社,2010.

[7] 张谟瑞.百病饮食宜忌和食疗药膳[M].北京:中国中医药出版社,2016.

[8] 施洪飞,方泓.中医食疗学[M].北京:中国中医药出版社,2016.

[9] 马烈光,蒋力生.中医养生学[M].北京:中国中医药出版社,2016.

[10] 谢梦洲,朱天民.中医药膳学[M].北京:中国中医药出版社,2016.

[11] 褚四红.药膳 汤膳 粥膳[M].北京:中医古籍出版社,2021.

[12] 昝殷.食医心鉴[M].上海:上海三联书店,1990.

[13] 王者悦.中国药膳大辞典[M].大连:大连出版社,2002.

[14] 王水,陆钟灵,储农.长寿药粥谱[M].天津:天津科学技术出版社,1982.

[15] 蒋家述.良药佳馐——食疗新编[M].武汉:中国科学院武汉图书馆,1986.

[16] 温如玉,萧波.疾病的食疗与验方[M].咸阳:天则出版社,1989.

[17] 黄兆胜.中华养生药膳大全[M].广州:广东旅游出版社,2004.

[18] 李文刚.中国药粥谱[M].北京:科学技术文献出版社,2006.

[19] 彭铭泉.中国药膳学[M].北京:人民卫生出版社,1985.

[20] 夏翔,施杞.中国食疗大全[M].上海:上海科学技术出版社,2011.

[21] 李振琼,林培政,吴清和,等.四季饮食疗法[M].广州:广东科技出版社,1993.

[22] 马淑然,肖延龄.家庭食疗手册[M].北京:中央编译出版社,2012.

[23] 俞长芳.滋补保健药膳食谱[M].北京:轻工业出版社,1987.

[24] 中华人民共和国国家卫生健康委员会.卫生部关于进一步规范保健食品原料管理的通知.2002.

[25] 刘昭纯,鲁明源,张令德.实用药膳学——药膳食疗理论与实践[M].济南:山东文化音像出版社,1998.

[26] 杨蕴祥,刘翠荣,解发良.奇效良方集成[M].长沙:湖南科学技术出版社,1991.

[27] 周文泉,沙凤桐,高普,等.中国药膳辨证治疗学[M].北京:人民卫生出版社,2002.

[28] 韩文震,韩良,韩文领,等.饮食疗法[M].银川:宁夏人民出版社,1989.

[29] 蔡东联,裴振生.食疗·药膳[M].北京:华艺出版社,1990.

[30] 彭铭泉.中国药膳[M].上海:上海文化出版社,1987.

[31] 刘松春,邹珊珊,高慧容.常见疾病的饮食疗法[M].武汉:湖北科学技术出版社,2013.

[32] 中国民族医药学会.常用特色药膳技术指南（第一批）[M].北京:中国中医药出版社,2015.

[33] 许国振.古今中药剂量换算的考证[J].中医文献杂志,2010,28(2):23-24.